医学のための
I 因果推論

一般化線型モデル

田中司朗［著］

朝倉書店

まえがき

本書は大学教養レベルの数学を修めた後で，因果推論の手法を学ぶための入門的な教科書である．学部から修士レベルの読者を想定しており，微分積分・線型代数・確率論の知識を前提に書かれている．本書は 2 巻構成となっているが，それぞれが完結して因果推論のためにもっともよく用いられる 2 つの手法（一般化線型モデルと Rubin 因果モデル）を説明している．全体としての目標は

- 一般化線型モデルの理論とそれに基づく統計手法を習得すること
- Rubin 因果モデルの理論とそれに基づく統計手法を習得すること
- これらの手法の医学への応用を理解すること

である．

因果推論は，医学，社会科学，心理学など諸分野で広く実践されており，その内容の多くは統計学と重なる．統計学では 1990 年頃から因果推論の理論や手法が体系化され，疫学，計量経済学，計量心理学との分野横断的で実際的な研究もなされた．本書は，特に医学研究方法論を扱っているが，医学ではランダム化やプロペンシティスコアといった因果推論の手法は完全に定着している．一方で教育の立場に立つと，統計学の教科書はすでに数多く書かれており，特に大学の教養レベルではその標準的な学習内容が確立している．だが，因果推論については，触れている入門書はあるものの，じゅうぶんな紙面を割く余地がないのが現実である．また，それぞれの学問分野で固有の問題設定があり，因果推論の手法や論点もまちまちである．このような事情から，因果推論を単独で扱った教科書が求められるようになった．

線型モデルは，因果推論や統計学の根幹をなすモデルである．科学のあらゆる領域で利用されているといってよい．線型モデルからスタートして，派生していくモデルを段階的に理解していくことが結果的に効率的な学習過程となる．本書で扱うのは一般化線型モデルまでだが，その代わり統計的推測の基礎をわかりやすく説明することを心掛けた．また，非正規性，多重共線性，非線型性，

効果の修飾といったモデルの誤特定が生じる典型的なケースも紹介した．セミパラメトリックモデル，非線型モデル，機械学習の手法を学ぶ前の準備としても適当だと思う．

さらに，本書では適宜コラムを入れている．理解が深まるはずなのでぜひ読んでほしい．また，章末にはその章で紹介した定理の証明や，必要に応じて演習問題を掲載している．理解の助けになれば幸いだ．

本書は京都大学大学院医学研究科での「臨床試験」とオンライン学習環境 KoALA で公開した「因果推論」という 2 つの講義が基となっている．原稿は松林潤，佐々木光太郎，Li Yao，十島玄汰，西尾和恭，井上浩輔，田栗正隆の 7 人に丁寧にみて頂いた．この場を借りて礼を述べたい．

2022 年 8 月

京都 紫野にて

田 中 司 朗

表 1　第 1 巻・第 2 巻で扱う因果推論の手法

	時期	使用目的	本書の該当箇所
推定目標（estimands）	計画	研究仮説の具体化	2 3，11，12 章
ランダム化	計画	交絡によるバイアスの排除	2 3，5 章
プロペンシティスコア	計画	交絡によるバイアスの排除	2 5，6 章
操作変数法	計画	交絡によるバイアスの排除	2 13 章
一般化線型モデル	解析	因果効果の推定	1 9 ~ 13 章
		アウトカム・曝露モデリング	
共変量の選択	解析	交絡によるバイアスの排除	1 14，15 章
		アウトカム・曝露モデリング	
周辺構造モデルと IPW 推定量	解析	因果効果の推定	2 8，9 章
媒介分析	解析	直接効果・間接効果の推定	2 10 章
大標本のための統計的推測の手法	解析	仮説検定と信頼区間の構成	1 5，10 章
小標本のための統計的推測の手法	解析	信頼区間の構成	1 7 章

1：第 1 巻，2：第 2 巻

表 2　第 1 巻・第 2 巻で扱う定理

	本書の該当箇所
Cramér–Rao の下限	1 4 章
最尤推定量の漸近正規性	1 5 章
不偏な推定方程式の解の漸近正規性	1 5 章
	2 7 章
スコア関数，Fisher 情報行列，観測情報行列の関係	1 5 章
対数尤度比統計量の漸近分布	1 6 章
バランシングスコアの性質	2 5 章
プロペンシティスコアの性質	
バランシングスコア	2 5 章
IPW 推定量	2 5 章
2 重頑健推定量	2 5 章
治療群をターゲットとしたバランシングウェイト	2 5 章
IPW 推定量の拡張	2 9 章
セミパラメトリック推定量の分散下限	2 8 章
g 公式	
平均因果効果	2 9 章
制御された直接効果	2 10 章
自然な直接効果	2 10 章
操作変数法	
服用遵守者における平均因果効果	2 13 章
平均因果効果	2 13 章
治療群における平均因果効果	2 13 章
因果リスク比	2 13 章

1：第 1 巻，2：第 2 巻

表 3 第 1 巻・第 2 巻で扱う研究事例

研究名	用いられる因果推論の手法	本書の該当箇所
広島・長崎の寿命調査	一般化線型モデル	1 1，13，14 章
6 都市研究	一般化線型モデル	1 1，3，9，10，12 章
	大標本のための統計的推測の手法	
	共変量の選択	
骨粗鬆症コホート研究	周辺構造モデルと IPW 推定量	1 1，14，15 章
	媒介分析	2 8，9，10 章
ECMO 臨床試験	ランダム化	1 1，6，7，12 章
	一般化線型モデル	2 1，3 ~ 5 章
	小標本のための統計的推測の手法	
降圧薬臨床試験データ	一般化線型モデル	1 4，11，14 章
糸球体濾過率研究	一般化線型モデル	1 9，12 章
胃液中リゾチーム量研究	一般化線型モデル	1 9 章
睡眠薬臨床試験	一般化線型モデル	1 9 章
喫煙と肺癌の観察研究	一般化線型モデル	1 13 章
SGLT2 阻害薬データベース研究	プロペンシティスコア	2 1，6 章
	共変量の選択	
骨粗鬆症臨床試験	推定目標（estimands）	2 1，11 章
大うつ病 2 段階ランダム化臨床試験	推定目標（estimands）	2 9 章
乳癌術後ホルモン療法臨床試験	推定目標（estimands）	2 11 章
ビタミン A 介入試験	推定目標（estimands）	2 11，13 章
	操作変数法	
ホルモン非依存性前立腺癌臨床試験	推定目標（estimands）	2 11，12 章
脂質異常症臨床試験	推定目標（estimands）	2 11 章
HDL コレステロールと心筋梗塞の Mendel ランダム化研究	操作変数法	2 13 章

1：第 1 巻，2：第 2 巻

目　　次

第II巻目次

1 因果推論の事例

本書では，一般化線型モデルを中心とする統計理論や因果推論の手法について，いくつかの医学研究の事例を用いて解説を行う．医学研究は，その方法論によって観察研究と実験に大別できる．それぞれどのような研究事例があって，統計学の観点からどういった点が問題になるのだろうか．放射線疫学，環境疫学，臨床医学の典型的な研究とそこから得られたデータをみてみよう．

キーワード	一般化線型モデル，サンプルサイズ，Simpson のパラドックス
事　例	英国 ECMO 試験，骨粗鬆症コホート研究，ハーバード ECMO 試験，広島・長崎の寿命調査，ミシガン ECMO 試験，6 都市研究

1.1 医学研究の方法論

医学研究の目的は，医学やその周辺の学問を構成する知識を得ることである．そしてその知識に含まれる要素は，以下のように分類できる．

- 観察された医学的現象はどのようなもので，構造，機能，情報伝達などの観点からどう説明できるか
- 観察された現象間に因果関係はあるか
- 細胞，個体，集団，生態系などの全体において，その現象はどう位置付けられるか

医学分野によって，それぞれの知識がどの程度含まれるかは異なる．生理学と解剖学は，それぞれ人体の機能と構造の観点から生命現象を研究する分野であり，1 番目の知識すなわち現象の説明が中心である．その一方で，薬学や医薬品開発では，因果関係の知識が大部分を占める．この場合の原因は薬であり，結

果は疾患やそれに伴う症状である．システム生物学や環境医学は，全体の中の一要素としての現象の理解を目指す分野といえるだろう．そして個別の医学分野を特徴付けるのは，どのように知識を得るか，つまり研究の対象と方法論である．

本書は主に，人を対象として因果関係を調べる研究に焦点を当てているが，それは方法論によって観察研究（observational study）と実験（experiment）に大別できる．観察研究は，特定の人間集団において，原因（曝露）と結果（アウトカム）と想定されている現象を観察し，収集したデータに基づいて因果関係を検討する．観察研究の方法論は，医学の体系のうち疫学の分野で発展してきた．観察研究のデザインとして，コホート研究（cohort study），ケース・コントロール研究（case-control study），断面研究（cross-sectional study）などがある．一方，実験の典型例は，医薬品開発などを目的として広く行われている臨床試験（clinical trial）である．臨床試験では，研究計画書（protocol）に規定された計画に従って，対象者の選択，治療，診断・検査などが実施される．治療をランダムに割付けるランダム化臨床試験は，実験型の研究の代表的なものである．

これらの研究から得られた結果は，医学雑誌にて公表され，診療ガイドラインや薬事承認の根拠となる．論文の査読，診療ガイドラインの根拠の選択，薬事審査のプロセスで求められるのが，エビデンスの質の評価である．エビデンスの質とは平たくいうと研究結果がどれくらい真実に近いかということで，それは第一に研究デザインによって判断される．大規模なランダム化臨床試験やその統合解析（メタアナリシス）がもっとも質が高く，それに準ずるのは適切に行われた観察研究である．観察研究の中でもコントロール群（比較対照群）を設定したコホート研究がよいとされる．それ以降は，症例報告，専門家の意見，動物実験・細胞実験などの順となる．このような順序が大きな異論なく受けいれられているのはなぜだろうか．それは，コントロール群との比較可能性を高めることが，医学における因果推論の原則だからである．

以上が，医学研究の方法論の概論である．次の節以降では，放射線疫学，環境疫学，臨床医学の研究事例を４つ紹介する．それぞれの分野で，研究方法論や得られたデータがどのように異なるか，観察研究とランダム化臨床試験の違いに注目してほしい．

1.2　事例 1：放射線とがん

放射線防護の分野では，放射線がその線量に応じてどのような健康影響をもたらすのかが中心的な問題である．世界各国で放射線の使用には規制が設けられているが，それは基本的に直線閾値なしモデル（linear non-threshold model）という考え方に基づいて設定されている．許容される線量を定めるにあたって，線量に比例して健康影響が大きくなり，線量がゼロに近い範囲でも影響はなくならないと想定するのである．

直線閾値なしモデルのエビデンスは，広島・長崎の寿命調査，原発作業者，医療被ばく，環境被ばくなどさまざまな集団を対象とした放射線疫学研究である．そこで行われた統計解析で歴史的に重要な役割を果たしてきたのが一般化線型モデル（generalized linear model）である．

これまで多くの放射線疫学研究が行われてきたが，とりわけ重要なのは，広島・長崎で現在も行われている寿命調査である．この調査では，原爆放射線の長期的な健康影響を調べるために，1950 年の国勢調査で広島・長崎に住んでいたことが確認された人の中から選ばれた約 94000 人の被ばく者と，約 27000 人の非被ばく者から構成されるコホートが追跡されている．対象者はまず被ばく状況について面接調査が行われ，被ばく線量の推定や性・年齢といった対象者背景が調べられた．その後，50 年以上にわたり，質問票による郵便調査がなされている．

図 1-1 は 1958 ~ 2009 年に寿命調査から得られたデータで，ドットは女性の，スクエアは男性の乳腺吸収線量別の乳癌発生率である（Brenner, et al. 2018）．女性では被ばく線量が高くなると，乳癌発生率が増加する傾向がみられ，特に 0.50 Gy 以上のカテゴリーでは，それ以外のカテゴリーに比べて乳癌発生率が 2 ~ 3 倍ほど高い．男性の乳癌発生率は全体的に低く，増加傾向はみられない．この関連は，13 章で述べるように，Poisson（ポアソン）分布を仮定した一般化線型モデルを用いればはっきりしたものになる*1)．

---

*1)　医学研究の対象となる人間集団をターゲット集団（target population）という．ターゲット集団は，たとえば国や地域などどの範囲で健康政策を定めるか，医薬品の適用疾患をどう決めるかといった問題に関係するため，研究結果を社会実装する際に重要である．
寿命調査における放射線と乳癌の例から示唆されるのは，医学において原因と結果（健康状態や疾患）について調べるとき，ターゲット集団と切り離して議論できないということである．乳癌

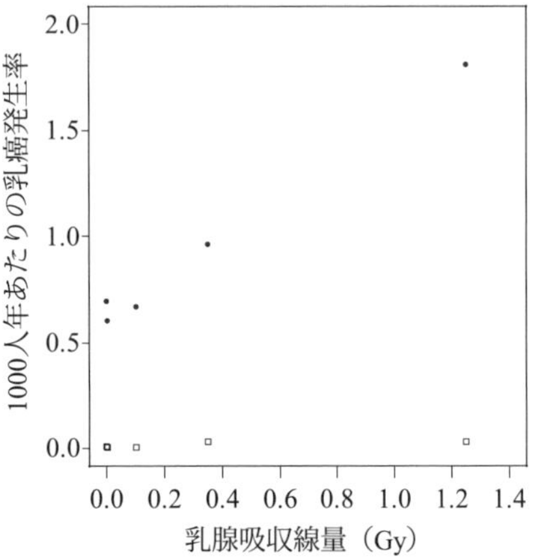

図 1-1 広島・長崎の寿命調査における乳腺吸収線量と乳癌発生率の関係
ドットは女性，スクエアは男性

1.3 事例 2：大気汚染と死亡率

次に取り上げるのは，大気汚染と死亡率の関係を明らかにしたことで有名な事例である．6 都市研究はハーバード大学によって米国東部の 6 都市で行われたコホート研究*2) である（Dockery, et al. 1993）．PM2.5 などの大気汚染物質が，それぞれの都市に設置された大気測定局で測定され，死亡率との関連が調べられた．

表 1-1 は，大気汚染物質と登録時年齢 25 ~ 74 歳の白人 8111 人の死亡率に関するデータである．PM2.5 は，当時は微小粒子と呼ばれており，解析には

の発生機序や頻度は性別によって異なるため，放射線被ばくの乳癌発生への影響を定量化するとき，ターゲット集団は，全体ではなく女性と男性を別にすることがふつうである．
放射線被ばくと乳癌における性別のように，第三の因子によって因果効果の大きさが異なることを効果の修飾（effect modification）という．

*2) コホート研究とは，特定の集団を設定し，ある要因に曝露した集団と曝露していない集団に分け，疾患の発生を調べる研究のことをいう．典型的な研究の手順は以下の通りである．
1）コホートを設定し時間原点（ベースライン時点）を決める
2）ベースライン時点の曝露情報（たとえば被ばく線量や大気汚染物質）などを調査する
3）対象者を追跡し，疾患発生状況を調査する
4）曝露群と非曝露群を比較する

表 1-1　6 都市研究データ

都市	死亡率*	総粒子 (μg/m³)	吸入性粒子 (μg/m³)	微小粒子 (μg/m³)	硫酸塩粒子 (μg/m³)	エアロゾル酸度 (nmol/m)	SO_2 (ppb)	NO_2 (ppb)	オゾン (ppb)
Portage	10.732	34.1	18.2	11.0	5.3	10.5	4.2	6.1	28.0
Topeka	9.683	56.6	26.4	12.5	4.8	11.6	1.6	10.6	27.6
Harriman	12.474	49.2	24.2	14.9	6.5	20.3	9.3	18.1	19.7
Watertown	12.377	49.4	32.5	20.8	8.1	36.1	4.8	14.1	20.7
St. Louis	15.862	72.5	31.4	19.0	8.1	10.3	14.1	19.7	20.9
Steubenville	16.244	89.9	46.5	29.6	12.8	25.2	24.0	21.9	22.3

*単位は 1000 人年あたり

1979 ~ 85 年の平均濃度が用いられた．対象者の追跡は 1991 年まで行われ，追跡期間は 14 ~ 16 年であった．表 1-1 には 7 種類の大気汚染物質が示されているが，死亡率ともっとも相関が高いのはどれだろうか．

1.4　事例 3：骨粗鬆症コホート研究

医薬品や医療機器の有効性・安全性を評価する手段として，観察研究と臨床試験の両方が有力である．表 1-2 には，観察研究で生じるバイアスの一例が示されている．この研究は，40 歳以上の閉経後女性 1328 人をコホートに登録し，追跡を行ったものである（Tanaka, et al. 2007）．骨粗鬆症治療薬（ビスフォスフォネート，活性型ビタミン D_3，エストロゲンのいずれか）によって治療を受けているかどうかで集団を分けて，新規骨折リスク*3) が比較された．投与されていなかった 862 人のうち 369 人（42.8%）で新規骨折が発生し，一方で投与された 466 人では新規骨折を生じたのは 321 人（68.9%）だった．つまり，どの骨粗鬆症治療薬も有効性が確立したものであるにもかかわらず，治療を受けた方が，新規骨折リスクが 26.1% も高いという予想外の結果であった．

表 1-2　骨粗鬆症コホート研究データ

	投与あり	投与なし
骨折発生なし	145	493
骨折発生あり	321（68.9%）	369（42.8%）
合計	466	862

*3)　疫学では疾患が発生する確率のことをリスクという．

14 章で述べるように，これは Simpson（シンプソン）のパラドックスという疫学でよくみられる現象の一例である（Simpson 1951）．因果モデルを用いて正しく解析すると，骨粗鬆症治療薬は骨折予防に有効ということを示唆する表 1-2 とは逆の結論が得られた（Tanaka, et al. 2007）．

1.5 事例 4：ECMO 臨床試験

新生児遷延性肺高血圧症は，胎児期における肺高血圧の状態が持続する呼吸循環障害のひとつである．1980 年頃までは人工呼吸器による治療が行われたが，その予後は死亡率 80%前後とよいものとはいえなかった．しかし ECMO（体外式膜型人工肺，extracorporeal membrane oxygenation）を用いれば，遷延性肺高血圧症を持って生まれた新生児が呼吸循環機能を回復するまで，生命を維持することができる．ECMO とは，人工肺とポンプを用いた体外循環によって酸素を供給する医療機器である．

重篤な疾患のための医療機器開発では，その有効性・安全性を示す過程において，しばしば倫理的な問題が生じる．この事例では，ECMO による成績がかなりよいと一部の医師が考えていたことが問題になった．つまり ECMO が有効であると主張するためには，従来療法と比較するランダム化臨床試験を行う必要があるが，このまったく異なる 2 つの治療をランダムに割付けることは非倫理的ではないかと批判があった．

1982 年（Bartlett, et al. 1985），1986 年（O'Rourke, et al. 1989），1993 年（UK Collaborative ECMO Trial Group 1996）に，新生児遷延性肺高血圧症の患者を対象に，ECMO と従来療法の死亡割合を比較する臨床試験 3 件が行われた．試験実施施設は，それぞれミシガン大学，ハーバード大学，英国 5 施設である．倫理的な批判のため，ミシガン大学・ハーバード大学が実施した試験では，試験途中の結果がよい方に割付けられる確率を高くするアウトカム適応的ランダム化が用いられた．表 1-3 にミシガン ECMO 試験の結果を示す．このような表を分割表という．このデータから，ECMO の有効性を統計的に示すことができるだろうか．

統計手法は，サンプルサイズが小さいときに適したもの（小標本のための手法）と大規模なデータに向いたもの（大標本のための手法）がある．本書では，

表 1-3　ミシガン ECMO 試験データ

	ECMO	従来療法
生存	11	1
死亡	0（0%）	1（100%）
合計	11	1

小標本のための手法を 7 章で解説しているが，それ以外の章は後者を主に扱っている．寿命調査，6 都市研究，骨粗鬆症コホート研究は比較的大規模な医学研究といえる．一方でミシガン ECMO 試験データは，典型的な小標本である．

2 確率の復習

この章は，本書を読み進めるために必要な確率論や確率分布の知識について，ポイントを絞って整理したものである．大学教養レベルの確率論を学んだものは読み飛ばして構わない．

キーワード　確率変数，Cochran の定理，推定値，推定目標，推定量，条件付期待値，条件付独立性，パラメトリック分布，標本空間

2.1 表記法

2.1.1 確率変数と行列によるデータの表現

データを解析するときかならず問題になるのが，誤差的なバラツキである．統計学では誤差を定式化するために，確率変数（random variable）という概念を用いる．確率変数とは，いろいろな値をとることができるが，その値の範囲（標本空間，sample space）は決まっていて，それぞれの値に対応する確率分布が定まっているような変数のことである．確率変数は，ある時点を過ぎて観測されると値が固定されるが，それまでの値は不確定である．

数式を用いて確率変数を扱うときには，いくつか注意点がある．データが収集され，値が定まった後の観測値と，まだ値が確定していない確率変数を区別しなければならない．なぜなら統計学では，同じ変数を必要に応じて確率変数と扱ったり，観測値とみなしたりするからである．そこで，一般に確率変数をイタリック体のアルファベットの大文字，観測値を小文字で表す．

N 人の対象者から得られたデータを確率変数として表してみよう．よく用いられるのは，i 番目の対象者に対応する添え字をつけて，確率変数を Y_i，観測値を y_i とする表現である $(i = 1,\ldots,N)$．また，同じデータを，列ベクトルを用いて

$$\boldsymbol{Y} = \begin{pmatrix} Y_1 \\ \vdots \\ Y_N \end{pmatrix}$$

と書くこともできる．もちろん，これを行ベクトルに並べ替えて $\boldsymbol{Y}^T = (Y_1, \ldots, Y_N)$ と表現しても同じことである．ただし $\boldsymbol{Y}^T$ はベクトル $\boldsymbol{Y}$ の転置ベクトルであり，行と列を入れ替えたことを表す．たとえば 6 都市研究の死亡率の観測値は，y_i をベクトルにして

$$\boldsymbol{y} = \begin{pmatrix} 10.732 \\ 9.683 \\ 12.474 \\ 12.377 \\ 15.862 \\ 16.244 \end{pmatrix}$$

と表現することができる．例外はあるが，確率変数 Y_i の添え字 i は，i 番目の個人や都市などの解析単位に対応していることを表している．

■ 2.1.2　パラメータの真値と推定量

確率分布のなかでも正規分布や 2 項分布には，その特徴を規定する値（パラメータ）が含まれる．たとえば，正規分布の確率密度関数は，平均パラメータ μ と分散パラメータ σ^2 によって決まる．

パラメータの真値はふつう確率変数ではない．ただし，それをデータから推定した値は，確率変数からの計算結果だから，それもまた確率変数である．真値と確率変数を区別するために，μ と $\widehat{\mu}$ というように，ハットをつけて表記を使い分ける．さらに，推定しようとしているパラメータの値，確率変数，観測値に対応して，推定目標（estimand），推定量（estimator）と推定値（estimate）という用語を使い分ける．たとえば，平均パラメータ（推定目標）を算術平均（推定量）で求めるなら

$$\widehat{\mu} = \frac{1}{N}\sum_{i=1}^{N} y_i$$

という表現になる．右辺には Y_i が含まれているから，推定量はデータの関数で，それ自体も確率変数であることがわかる．

ギリシャ文字一覧

統計学では，パラメータはギリシャ文字で表すことが慣習になっている．平均パラメータには mean の頭文字に対応する μ を，確率パラメータは probability の意味で π を，回帰係数は α，β，γ を用いる．

ギリシャ文字	英語表記	日本語表記	ギリシャ文字	英語表記	日本語表記
α	Alpha	アルファ	ν	Nu	ニュー
β	Beta	ベータ	ξ	Xi	クシー
γ	Gamma	ガンマ	o	Omicron	オミクロン
δ	Delta	デルタ	π	Pi	パイ
ε	Epsilon	イプシロン	ρ	Rho	ロー
ζ	Zehta	ジータ	σ	Sigma	シグマ
η	Eta	イータ	τ	Tau	タウ
θ	Theta	シータ	υ	Upsilon	ウプシロン
ι	Iota	イオタ	ϕ	Phi	ファイ
κ	Kappa	カッパ	χ	Chi	カイ
λ	Lambda	ラムダ	ψ	Psi	プサイ
μ	Mu	ミュー	ω	Omega	オメガ

2.2 条件付け

2.2.1 条件付独立性

データから因果関係について調べるとき，ある種の条件付独立性（conditional independence）が成り立っているかどうかが，際立って重要になる．そのため条件付独立性についても特別な記号が用意されている．2 つの確率変数が独立とは，その同時分布がそれぞれの周辺分布の積の形で表せることと定義される．条件付独立性はこれを拡張したものである．確率変数 X, Y, Z があって，確率密度関数（または確率関数）が，積の形で表せるとする．

$$p(y, x|z) = p(y|z)p(x|z)$$

これを，Z により条件付けた下で，Y と X が独立であるといい，

$$Y \coprod X|Z$$

という記号で表す．条件付独立性の例として，共変量に基づいてランダム化を行うランダム化臨床試験が挙げられる．

■ 2.2.2 条件付期待値

確率変数 X と Y の因果関係の表現として，条件付期待値（conditional expectation）を用いることがある．たとえば後述する一般化線型モデルは，条件付期待値を表すモデルということができる．ある確率変数が $X = x$ という値をとったときの Y の条件付期待値は

$$\mathrm{E}(Y|X = x) = \int Yp(y|x)dy$$

と定義される．確率分布によっては期待値を持たないものもあるが，$\mathrm{E}(Y)$ が存在するなら，ほとんどすべての x について $\mathrm{E}(Y|X = x)$ が存在することが知られている．

Y の条件付期待値が X に依存するなら，X は原因，Y は結果という因果関係があると解釈できるかもしれない．ただし，この依存関係は，あくまで X と Y の相関があれば生じるものであって，真の因果関係かはわからないことに注意すべきである．

さて，条件付期待値のなかの $X = x$ は観測値だが，$\mathrm{E}(Y|X = x)$ を x の関数とみなして，x が変化すると $\mathrm{E}(Y|X = x)$ がどのように変化するかを考えることができる．もっと柔軟にみれば $\mathrm{E}(Y|X)$ を X の変動に伴う確率変数とみなして，その期待値をとることもできる．この演算を表したのが期待値の繰り返しの公式である．

$$\mathrm{E}[\mathrm{E}\,(Y|X)] = \int \mathrm{E}\,(Y|X = x)\,p(x)dx = \mathrm{E}(Y)$$

2.3 代表的なパラメトリック分布

■ 2.3.1 期待値，分散，裾側確率

パラメトリックとはなじみのない言葉である．統計学では，確率密度関数や確率関数が，パラメータを含む滑らかな関数であるような確率分布を，パラメトリックという．パラメータの数が増えれば増えるほど，複雑な確率分布を表現できる．ここで取り上げるのは，どれもパラメータの数が少ない単純な確率分布だが，推定量の性質を調べたり，一般化線型モデルを当てはめたりするとき必要なものばかりである．

先ほど述べたように，推定量は確率変数である．実際の統計解析では，推定

量がなんらかの確率分布に従うと想定して，その位置・バラツキ・裾側確率（上側確率，下側確率など，指定した値より大きい値をとる確率）を求めることが多い．そのためパラメトリック分布の特徴としてよく利用するのは，期待値，分散，裾側確率の3つということになる．

裾側確率の計算

期待値と分散に比べて，裾側確率は注目されない．しかし，実社会でいちばん深刻な影響があるのはどれかと聞かれたら，裾側確率と答えるかもしれない．裾側確率は，類まれな幸運やめったにない悲劇が起きる頻度であり，さらにp値の計算そのものだからである．以下に挙げるのは，裾側確率が大きな役割を果たす例である．

正規分布と Cauchy 分布

金融市場の暴落や災害のリスクを確率で表すことがあるが，その計算で正規分布を使うべきかについては，慎重になるべきである．たとえばCauchy（コーシー）分布という裾が厚い分布がある（自由度1の t 分布といった方がなじみがあるかもしれない）．真の分布が正規分布ではなく Cauchy 分布だったとしたら，正規分布を想定して試算されたリスクはあてにならない．

一例として，分布の中心から標準偏差の5倍だけ離れた事象（暴落や災害）が生じるリスクを計算してみよう．正規分布に基づいて裾側確率を求めると350万回に1回しか起きないリスクである．ところがCauchy 分布で計算してみると，16回に1回のリスクとなる．このような事象は，めったにないというより，可能性は低いが想定範囲内というべきだろう．

ちなみに標準偏差の10倍離れた事象だとしたら，正規分布で 10^{23} 回に1回，Cauchy 分布で32回に1回のリスクとなる．

2項分布と超幾何分布

離散分布では，裾側確率が離散的に変化することに注意しよう．これは離散分布に基づいてp値を計算するとき，ぴったり（exact）の確率計算ができないという問題をもたらす．分割表の解析でいえば χ^2 検定では χ^2 分布の，Fisher（フィッシャー）正確検定では超幾何分布の裾側確率として，p値を求めている．そもそもこの2つの分布は，それぞれ連続分布と離散分布だから，データが同じだったとしても裾側確率に無視できない違いが生じる．Fisher 正確検定が，χ^2 検定に比べて有意になりにくいのは，これが主な理由である．

2.3.2　正規分布

確率変数 Y が $[-\infty,\infty]$ の値をとり，平均 μ，分散 σ^2 の正規分布に従うとき，その確率密度関数は

$$p(y;\mu,\sigma^2)=\frac{1}{\sqrt{2\pi\sigma^2}}\exp\left[-\frac{1}{2}\left(\frac{y-\mu}{\sigma}\right)^2\right]$$

である．平均と分散はそれぞれ $\mathrm{E}(Y)=\mu$，$\mathrm{Var}(Y)=\sigma^2$ である．標準正規分布の 97.5%点は 1.96 である．この数字は，標準正規分布に基づく有意水準 5%の検定または 95%信頼区間の計算に用いられる．

2.3.3　多変量正規分布

確率変数ベクトル $\boldsymbol{Y}$ の各要素が正規分布に従うとき，その同時分布は，平均ベクトル $\boldsymbol{\mu}$ と分散共分散行列 $\boldsymbol{\Sigma}$ を用いて

$$p(\boldsymbol{y};\boldsymbol{\mu},\boldsymbol{\Sigma})=\frac{|\boldsymbol{\Sigma}^{-1}|^{1/2}}{(2\pi)^{N/2}}\exp\left[-\frac{1}{2}(\boldsymbol{y}-\boldsymbol{\mu})^T\boldsymbol{\Sigma}^{-1}(\boldsymbol{y}-\boldsymbol{\mu})\right]$$

と表される．ここで $|\boldsymbol{\Sigma}^{-1}|$ は，$\boldsymbol{\Sigma}^{-1}$ の行列式である．$\mathrm{E}(\boldsymbol{Y})=\boldsymbol{\mu}$，$\mathrm{Var}(\boldsymbol{Y})=\boldsymbol{\Sigma}$ であり，すなわち $\mathrm{Cov}(Y_i,\ Y_j)$ は $\boldsymbol{\Sigma}$ の i 行 j 列の要素になる．多変量正規分布は，サンプルサイズが大きくなったときの推定量の分布の収束先として重要である．

2.3.4　χ^2 分布

正規分布から導かれる確率分布として，χ^2 分布と F 分布の 2 つがよく用いられる．独立な標準正規分布に従う p 個の確率変数 $y_1,y_2,\ldots,y_p$ が与えられたとき

$$\chi^2=\sum_{i=1}^{p}{Y_i}^2$$

の従う確率分布を自由度（degree of freedom）p の χ^2 分布という．χ^2 分布の確率密度関数は複雑なので省略する．$\mathrm{E}(\chi^2)=p$，$\mathrm{Var}(\chi^2)=2p$ である．この分布は，χ^2 検定統計量や対数尤度比統計量など，検定統計量の分布の収束先として重要である．自由度 1 の χ^2 分布に従う確率変数は，標準正規分布の平方なので，有意水準 5%の検定において，χ^2 の棄却限界値は正規分布の 97.5%点の平方すなわち 3.84 になる．また，自由度 1 の χ^2 分布の上側確率は，正規分布の両側確率に対応する．また，χ^2 分布には Cochran（コクラン）の定理と呼ばれる加法性が成り立つ．これは独立な 2 つの標準正規分布の平方和

$$\chi_1^2 = \sum_{i=1}^{p} Y_i^2, \quad \chi_2^2 = \sum_{i=p+1}^{p+q} Y_i^2$$

があったとき，$\chi^2 = \chi_1^2 + \chi_2^2$ は自由度 $p+q$ の χ^2 分布に従うという定理である．

■ 2.3.5 F 分布

独立に χ^2 分布に従う確率変数 χ_1^2 と χ_2^2 が与えられ，その自由度がそれぞれ p と q のとき

$$F = \frac{\chi_1^2/p}{\chi_2^2/q}$$

の従う確率分布を自由度 (p, q) の F 分布という．F 分布の確率密度関数は複雑なので省略する．F 分布は，分散分析や Clopper–Pearson（クロパー–ピアソン）信頼区間の計算で用いられる．

■ 2.3.6 ベータ分布

Bayes（ベイズ）流の推測で 2 項確率の事前分布としてよく用いられるのがベータ分布である．ベータ分布の確率密度関数は

$$p(\pi; a, b) = \frac{\Gamma(a+b)}{\Gamma(a)\Gamma(b)} \pi^{a-1}(1-\pi)^{b-1}$$

で与えられる．ここで

$$\Gamma(a) = \int_0^\infty x^{a-1} e^{-x} dx$$

はガンマ関数と呼ばれている．

■ 2.3.7 2 項分布

確率 π で 0 または 1 の値をとる確率的試行において，独立した N 回の試行の結果 1 となる回数を Y とすると，確率変数 Y は 2 項分布に従う．2 項分布の確率関数は

$$\Pr(Y = y; \pi, N) = \begin{pmatrix} N \\ y \end{pmatrix} \pi^y (1-\pi)^{N-y}$$

である．ただし

$$\begin{pmatrix} N \\ y \end{pmatrix} = \frac{N!}{y!(N-y)!}$$

また，$\mathrm{E}(Y) = N\pi$，$\mathrm{Var}(Y) = N\pi(1-\pi)$ である．2 項分布は，特に $N = 1$ のと

き Bernoulli（ベルヌーイ）分布と呼ばれる．

確率パラメータ π は，0 から 1 までの値しかとらないという制約があって，計算上問題が生じることがある．そのため，$[-\infty, \infty]$ の値をとるように，$\log[\pi/(1-\pi)]$ という変換を行うことがある．これをロジット変換やロジット関数という．

■ 2.3.8　多項分布

2 項分布を多変量へ拡張したものを多項分布という．確率的試行の結果が，有限個の値（$1, 2, \ldots, I$）をとるとする．それぞれの値をとる確率は π_i であり，独立した N 回の試行の結果 i となる回数を Y_i とする（$i = 1, 2, \ldots, I$）．このとき，確率変数 $\boldsymbol{Y} = (Y_1, \ldots, Y_I)^T$ の同時分布は，多項分布に従う．多項分布の確率関数は

$$\Pr(\boldsymbol{Y} = \boldsymbol{y}; \pi_1, \ldots, \pi_I, N) = \frac{N!}{y_1! \cdots y_I!} \pi_1^{y_1} \cdots \pi_I^{y_I}$$

である．

■ 2.3.9　超幾何分布

ある有限な集団があって，全体で N 個の要素から構成されており，そのうちの S 個の要素が成功を表しているとする．そこから n 個の要素を非復元抽出したときの成功数 Y は超幾何分布に従う．

$$\Pr(Y = y; N, S, n) = \frac{\begin{pmatrix} S \\ y \end{pmatrix} \begin{pmatrix} N - S \\ n - y \end{pmatrix}}{\begin{pmatrix} N \\ n \end{pmatrix}}$$

期待値と分散は，$p = S/N$ とおくと，$\mathrm{E}(Y) = nS/N = np$，

$$\mathrm{Var}(Y) = \frac{(N-n)n(N-S)S}{(N-1)N^2} = \frac{N-n}{N-1} \times np(1-p)$$

である．超幾何分布と 2 項分布・多項分布には，2 通りの関係がある．まず，独立した 2 つの 2 項分布（積 2 項分布モデル）を考えたとき，周辺度数を与えた条件付分布は，超幾何分布になることが導かれる．多項分布において，周辺度数を条件付けても同じである．次に，超幾何分布は，N が大きくなると 2 項分布に収束する．つまり，超幾何分布と積 2 項分布モデル・多項分布の関係は，周辺度数を条件付けるかどうかであり，その違いはサンプルサイズが大きいと失われる．超幾何分布は Fisher 正確検定で用いられる．

■ 2.3.10 Poisson 分布

非負の整数 $0, 1, 2, \ldots$ の値をとる確率変数 Y の確率分布として Poisson 分布

$$\Pr(Y = y; \lambda) = \frac{\lambda^y \exp(-\lambda)}{y!}$$

が重要である．$\mathrm{E}(Y) = \mathrm{Var}(Y) = \lambda$ である．

医学では，単位時間あたりのイベントが生じる回数に Poisson 分布を当てはめることが多い．このとき λ は期間あたりの発生率に対応するが，時間の単位に依存するパラメータであることに注意が必要である．発生率パラメータ λ は，正の実数しかとらないという制約があって，計算上不便である．そこで，$\log(\lambda)$ と対数変換することによって，$[-\infty, \infty]$ の値をとるように制約をなくすことができる．対数変換は Poisson 分布における正準リンク関数である．

対数 1

10 を何回掛けると 100000 になるだろうか．答えは 5 回である．対数（logarithm）とは，このように，掛け算を繰り返す回数（冪数）のことである．10 を 100000 にするために掛ける回数を $\log_{10}(100000) = 5$ と表すというのが数学の決まりである．特に統計学では 10 ではなく $e = 2.71828\cdots$ の冪数しか使わないので，本書ではこれを対数関数 $\log(x)$ と表記している．このように，logarithm や対数関数という名前をつけると，急に難しく感じるのではないだろうか．

ここで注目してほしいのは 10 を掛けるという元の操作は「掛け算」，10 を掛ける回数は「足し算」であることである．John Napier によって対数が発明されたのは 17 世紀初頭だが，もともとは掛け算を足し算にして，計算を簡単にするために用いられる表（対数表）のことだった．

表 2-1 の上段は 0 から 10 までの数（x）で，下段はその数だけ 2 を掛けた結果（2^x）である．たとえば 2 を 3 回掛けた $2 \times 2 \times 2$ は 8 ということを表している．この表を用いて 8×128 を計算してみよう．これを直接計算するのは大変だが，$8 = 2^3$，$128 = 2^7$ ということを知っていれば，表を参照するだけですむ．つまり 8×128 は，2 を $3 + 7 = 10$ 回掛けた結果である．表をみるとこの数は 1024 である．8×128 という掛け算より，$3 + 7$ という足し算の方がずっとはやい．

表 2-1 対数表の例

上段の数だけ，2 を掛けると，下段の数が得られる．

0	1	2	3	4	5	6	7	8	9	10
1	2	4	8	16	32	64	128	256	512	1024

歴史的に，対数はもともと掛け算を足し算にするための表であり，計算ツールという意味で算盤やコンピューターに近い存在だった．ところが数を扱うさまざまな分野で研究が進むにつれ，対数を用いた法則が発見される．そこで表記をコンパクトにするために対数関数が定着したのである．

3 最尤推定量と信頼区間の計算

統計的推測のためもっとも広く用いられる方法が最尤法である．そこで 3 章から 6 章までを最尤法の解説にあてる．まず理解してほしいのは，対数尤度関数から，どのような手順で最尤推定量と Wald 信頼区間を計算するかということである．この章では，正規分布，2 項分布，Poisson 分布というパラメトリック分布の典型例を扱う．

最尤推定量の特徴のひとつは，パラメータ変換について不変という点である．その一方で Wald 信頼区間は，パラメータを変換するかどうかで結果が異なる．人年法の例を用いてこのことを説明する．

キーワード　最尤推定量，人年法，正規分布，対数尤度関数，2 項分布，パラメータ変換，不変性，Poisson 分布，Wald 信頼区間

事　例　6 都市研究

3.1 尤度原理

統計学ではたくさんの推定方法があるが，もっとも広く用いられるのが最尤推定量（maximum likelihood estimator）である．その理由は，簡単にいえば，尤度原理という統計学一般に通用する原理があるからである．

どれでもよいから，2 章のパラメトリック分布の確率関数（確率密度関数でもよい）をみてみてほしい．これらの関数には，確率変数とパラメータが含まれている．ふつう確率関数は，パラメータの値を指定した下で，確率変数が特定の値をとる確率を求めるために，用いられる．これとは見方を変えて，パラメータを未知数とみなして，確率変数にデータの値を代入したものを，尤度関数（likelihood function）と呼ぶ．

尤度原理とは，データから計算された尤度関数が高くなるようなパラメータの値がよい推定値であるという原理である．尤度関数はデータがその値を支持

する度合いを示すといってもよい．尤度原理によれば，パラメータの推定値を決めたいなら，尤度関数の極大に対応する値にすべきということになる．対数尤度関数は，パラメータのもっともらしい値の範囲を調べるために用いることもできる．たとえば，対数尤度関数が頂点から 1.92 だけ下がるパラメータの範囲を，95%信頼区間として用いることができる[*1)]．

3.2 対数尤度

パラメータを θ だとすると，尤度関数とその対数を $L(\theta)$ と $l(\theta)$ で表す．これはつまり

$$L(\theta) = p\,(y;\theta)$$

$$l(\theta) = \log[p\,(y;\theta)]$$

とおいて，確率密度関数・確率関数の y に観測値を代入するということである．最尤推定量を計算するには，対数尤度関数 $l(\theta)$ の極大に対応する θ を探せばよい．

このように書かれると近寄りがたく感じるが，しばらく難しい計算は出てこない．せいぜい対数の微分くらいである．

微分の公式

本書で扱う最尤推定量の計算は，数学でいえば関数の最大・最小を求める問題である．関数 $f(x)$ が微分可能であり，その導関数を $f'(x)$ とする．このとき $f(x)$ が $x = a$ で極値を持つとすると，$f'(a) = 0$ となることはよく知られている．本書で述べる最尤推定量は，スコア方程式を解くことで得られるが，これはこの関係を利用している．

導関数とは，x の値がわずかに変化したとき，その程度に比べてどのくらい $y = f(x)$ の値が変化するかという比例定数を表している．導関数の別の表記法として

$$f'(x) = \frac{dy}{dx}$$

*1) 信頼区間とは，推定値が得られたとき，その数値の誤差を区間として表現したものである．英国の統計家 Jerzy Neyman が信頼区間を発明したとき，99%信頼区間を考えていたようだが（Neyman 1934），その後仮説検定と整合性をとるため，医学では 95%信頼区間が使われるようになった．99%信頼区間はかなり区間が広いため，信頼係数は 99%より 95%の方が医学では実用的である．

がある．これは，y の微小変化 dy と x の微小変化 dx の関係が

$$dy = f'(x) \times dx$$

という正比例であることを（形式的に）表している．

多変量の微分でも同じことがいえる．2 変量関数 $y = f(x_1,\ x_2)$ でいえば，この関数の微小変化 dy と，$\boldsymbol{x} = (x_1,\ x_2)$ の微小変化 $(dx_1,\ dx_2)$ が，先ほどと同じように正比例の関係にあると考える．そうするとなんらかの係数 a と b を用いて

$$dy = a \times dx_1 + b \times dx_2$$

と書けるはずである．ただしこの場合は x_1 と x_2 の両方を変数として動かすことができる．このとき係数 a と b は一意に決まらない．そこで出てくるのが偏微分という考え方である．偏微分では，他の変数がゼロという条件の下での係数を使う．つまり，$dx_2 = 0$ という条件の下での dx_1 の係数と，$dx_1 = 0$ という条件の下での dx_2 の係数を

$$\frac{\partial y}{\partial \boldsymbol{x}} = \begin{pmatrix} \partial y / \partial x_1 \\ \partial y / \partial x_2 \end{pmatrix}$$

と書くのである．もちろんこれらの係数は

$$dy = \frac{\partial y}{\partial x_1} dx_1 + \frac{\partial y}{\partial x_2} dx_2$$

という比例関係を表している．

参照しやすいように代表的な微分の公式を挙げておく．

$$(x^a)' = a x^{a-1}$$

$$(e^x)' = e^x$$

$$[\log(x)]' = \frac{1}{x}$$

$$[af(x)]' = af'_{(x)}$$

$$[f(x) + g(x)]' = f'_{(x)} + g'(x)$$

$$[f(x)g(x)]' = f'(x)g(x) + f(x)g'(x)$$

$$\left[\frac{f(x)}{g(x)}\right]' = \frac{f'(x)g(x) - f(x)g'(x)}{g(x)^2}$$

$$[f\{g(x)\}]' = f'\{g(x)\}g'(x)$$

計算例

復習のため，後で用いる以下の関数を微分してみよう．

$$h(x) = \log(1 - x)$$

公式を適用するため

$$f(x) = \log(x)$$

$$g(x) = 1 - x$$

とおくと，以下のようになる．

$$h'(x) = [f\{g(x)\}]' = \frac{1}{g(x)} g'(x) = \frac{-1}{1 - x}$$

3.3　正規分布の最尤推定量と信頼区間

単純な例で最尤推定量を計算してみよう．正規分布に従う確率変数を 1 回だけ観測し，その値が $y = 46$ だとする．対数尤度関数は，正規分布の密度関数の対数をとったものだから

$$l(\mu, \sigma) = \log(0.3989) - \log(\sigma) - \frac{1}{2}\left(\frac{46 - \mu}{\sigma}\right)^2$$

である．もっと簡単に標準偏差 $\sigma = 10$ であることがわかっているとしよう．そうすると，定数項を constant と表せば

$$l(\mu, \sigma = 10) = -\frac{1}{2}\left(\frac{46 - \mu}{10}\right)^2 + \text{constant}$$

という 2 次関数であることがわかる（尤度関数の constant は，最大値を考える上で必要ないのでこれ以降はしばしば省略する）．最尤推定量は 2 次関数のピークに対応する値のことで $\widehat{\mu} = 46$ である．

点推定値はわかったが，それではこのデータは μ のどの範囲を支持しているのだろうか．尤度原理によれば，それは対数尤度関数がピークから 1.92 だけ下がる範囲である[*2]．図 3-1 は，対数尤度関数をプロットしたもので，頂点から -1.92 だけ下がったところに水平線を引いてある．最尤推定量 $\widehat{\mu}$ の 95%信頼区間は，対数尤度関数が水平線より高くなるような μ の範囲である．両者が交差する点を求めたければ，以下の 2 次方程式を解けばよい．

*2)　この章は理解しやすさを優先していて，正式な説明をしてはいないことに気付いただろうか．たとえば「対数尤度関数がピークから 1.92 だけ下がる範囲」と「95%信頼区間」の関係について述べていない．これについてはこの章の最後で補足する（信頼区間に関する補足）．

$$-\frac{1}{2}\left(\frac{46-\mu}{10}\right)^2 = -1.92$$

$$46-\mu = \pm 1.96 \times 10$$

したがって 95%信頼区間は

$$95\%\ \mathrm{CI} = 46 \pm 1.96 \times 10 = [26.4,\ 65.6]$$

である．

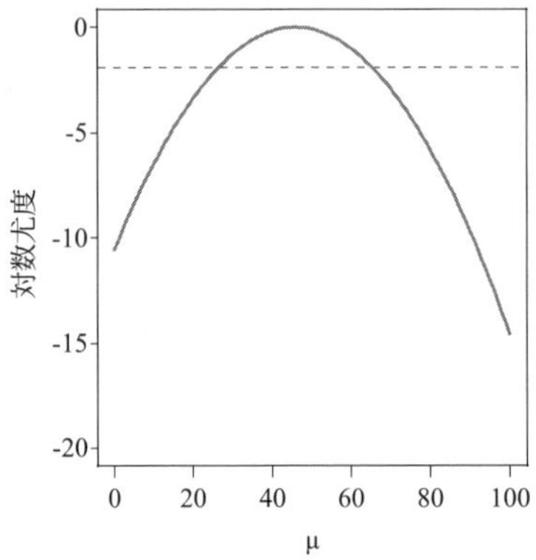

図 3-1 正規分布の対数尤度関数
破線はピークから 1.92 下がった位置

次に，N 人の対象者から得られた観測値 y_i が得られているときを考えよう $(i = 1, \ldots, N)$．分散 σ^2 が既知の対数尤度関数は

$$l(\mu,\sigma) = \sum_{i=1}^{N} -\frac{1}{2}\left(\frac{y_i-\mu}{\sigma}\right)^2$$

と書くことができる．算術平均を

$$\widehat{\mu} = \frac{1}{N}\sum_{i=1}^{N} y_i$$

と定義すると，対数尤度関数を変形すれば

$$\sum_{i=1}^{N} -\frac{1}{2}\left(\frac{y_i-\mu}{\sigma}\right)^2 = -\frac{1}{2}\left(\frac{\widehat{\mu}-\mu}{\sigma/\sqrt{N}}\right)^2 + \sum_{i=1}^{N} -\frac{1}{2}\left(\frac{y_i-\widehat{\mu}}{\sigma}\right)^2$$

が得られる．ところが，この式の第 2 項は μ に依存しない定数だから，対数尤度関数は

$$l(\mu,\sigma) = -\frac{1}{2}\left(\frac{\widehat{\mu}-\mu}{\sigma/\sqrt{N}}\right)^2 + \text{constant}$$

となる．この 2 次関数のピークは $\widehat{\mu}$ だから，最尤推定量は算術平均 $\widehat{\mu}$ であることがわかる．また，95%信頼区間は

$$95\%\ \text{CI} = \widehat{\mu} \pm \frac{1.96\sigma}{\sqrt{N}}$$

となる．

分散 σ^2 が未知のときのように，パラメータが複数ある場合には，すべてのパラメータについて尤度関数を最大化しなければならない．正規分布では分散 σ^2 が既知かどうかによらず，最尤推定量は算術平均になる．しかし，これは例外である．関心のないパラメータを尤度最大化の計算から省略するテクニックはいくつもあるが，それらによって求めた推定量は厳密には最尤推定量とはいわない．

3.4　対数尤度の近似と Wald 信頼区間

■ 3.4.1　2 次関数による近似

かなり一般的な状況で，パラメータ θ の対数尤度関数は，最尤推定量 $\widehat{\theta}$ を頂点とする 2 次関数で近似できる．これは信頼区間を求めるために便利な性質である．この信頼区間の構成方法を Wald（ワルド）法という．当然のことだが Wald 信頼区間の上側限界と下側限界は，$\widehat{\theta}$ の上下に対称になる．

パラメータが 1 個で，その標準誤差を SE と表すと，95%Wald 信頼区間は

$$-\frac{1}{2}\left(\frac{\widehat{\theta}-\theta}{\text{SE}}\right)^2 = -1.92$$

を解くことで求められる．すなわち

$$95\%\ \text{CI} = \widehat{\theta} \pm 1.96\ \text{SE}$$

である．このように構成された信頼区間は，サンプルサイズが大きくなれば近似精度が高くなり，計算上の誤差は小さくなる．これは逆に言えば誤差が無視できないときもあるということである．7 章で述べるように Wald 信頼区間は，サンプルサイズがパラメータの数に比べて小さいと，区間幅が狭くなりすぎる傾向にある．

具体例として，2 項分布の 95%信頼区間を導いてみよう．標準誤差 SE の求め方については 5 章で述べることにして，しばらくは天下り的に与えた SE の式を用いる．表 3-1 は SE の公式の一覧である．

表 3-1 最尤推定量とその標準誤差

確率分布	パラメータ	最尤推定量	標準誤差（SE）
正規分布	μ	$\frac{1}{N}\sum_{i=1}^{N} y_i$	$\sigma/\sqrt{N}$
2 項分布	π	$\hat{\pi} = y/N$	$\sqrt{\hat{\pi}(1-\hat{\pi})/N}$
Poisson 分布	λ	y/T	$\sqrt{y}/T$
Poisson 分布（対数変換）	$\beta = \log(\lambda)$	$\log(y/T)$	$1/\sqrt{y}$

2 項分布の対数尤度関数は，確率関数をみれば

$$l(\pi) = y\log(\pi) + (N-y)\log(1-\pi) + \text{constant}$$

となることがわかる．微分して方程式を立てると以下のようになる．

$$\frac{dl(\pi)}{d\pi} = \frac{y}{\pi} - \frac{N-y}{1-\pi} = 0$$

この式をスコア方程式（score equation）や尤度方程式（likelihood equation）という．これを解けば，$l(\pi)$ を最大にする値は $\hat{\pi} = y/N$ であることがわかる．また，表 3-1 によれば標準誤差は $\text{SE} = \sqrt{\hat{\pi}(1-\hat{\pi})/N}$ である．これを用いて

$$95\%\ \text{CI} = \hat{\pi} \pm 1.96\sqrt{\frac{\hat{\pi}(1-\hat{\pi})}{N}}$$

を得ることができる．

■ 3.4.2 数値例

2 項分布から得られたデータを$\{y, N\}$として，$\{4, 10\}, \{8, 20\}, \{16, 40\}$という 3 通りを想定して，95%信頼区間を計算してみよう．計算結果は，それぞれ [0.096, 0.704], [0.185, 0.615], [0.248, 0.552] となる．次に，それぞれの 2 項尤度がどれくらい 2 次関数に近い形をしているか調べてみよう．図 3-2 は 2 つの関数

$$l(\pi) = y\log(\pi) + (N-y)\log(1-\pi)$$
$$l(\pi) = -\frac{1}{2}\left(\frac{\pi - y/N}{\sqrt{\hat{\pi}(1-\hat{\pi})/N}}\right)^2$$

をプロットしたものである．π が 0 または 1 に近い領域では，2 項尤度（実線）と 2 次関数（破線）の差は大きい．しかし最尤推定量 $\hat{\pi} = 0.4$ の近傍だけをみると両者の差は小さくなる．(y, N) の設定値が大きくなるほど，2 項尤度の形は 2 次関数に近づいており，破線は実線に当てはまりやすくなる．

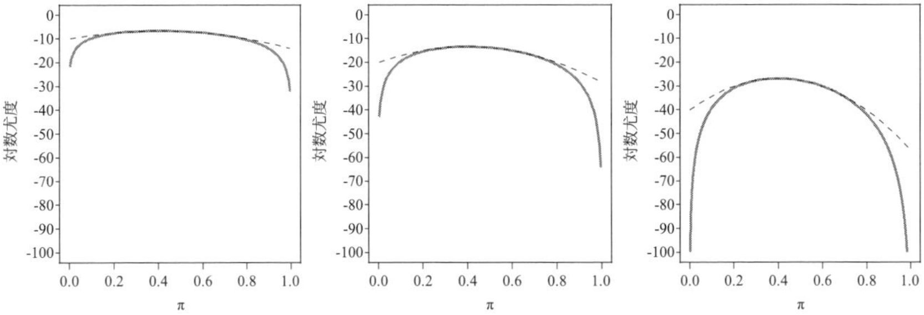

図 3-2 2 項分布の対数尤度関数
$\{y, N\} = \{4, 10\}, \{8, 20\}, \{16, 40\}$

尤度原理とはなにか

3 章は，正規分布・2 項分布・Poisson 分布に尤度原理を適用すると，算術平均・割合・発生率といった素朴な指標が導かれることを説明した．それでは尤度原理とはなにか．これについては統計家の間でもさまざまな見方があって，答えはひとつではない．たとえば Bayes 統計学では，パラメータ θ の事前確率 $p(\theta)$ を，データによって事後確率 $p(\theta|y)$ に更新する．このとき用いられるのが Bayes の定理である．この定理は

$$p(\theta|y) = \frac{p(y|\theta)p(\theta)}{p(y)}$$

と表される．ここで，$p(y)$ はパラメータに依存しない定数であり，データは尤度 $p(y|\theta)$ を通してのみ事後分布の関数形を変化させる．つまり，尤度はデータに含まれているパラメータに関する情報をすべて含んでいるというのが，Bayes 統計学における尤度原理である．Bayes 統計学では，尤度が高いところはパラメータが存在する事後確率が高くなるように知識が更新される．

統計学には，頻度論という別の学派がある．4 章で述べるように，頻度論では，客観的に性能を測るための基準を定めた上で，もっともよい統計手法を調べるといった議論の仕方がとられる．数理統計学や情報幾何の結果から，最尤推定量や尤度比検定はある種の最適性を持つことがわかっていて，それはデータとそれが生じた真の確率分布の幾何学的構造からきている．これもある種の尤度原理といってよい．

■ 3.4.3 パラメータ変換

寿命調査や 6 都市研究のような疫学研究では，人年法（person–year method）

により発生率を求めることがある．人年法とは，集団を追跡したときに発生したイベント数と延べ年数（観察人年）から，単位時間あたりの発生率を求める手法である．

最尤法を人年法に適用してみよう．データはイベント数 y と観察人年 T である．1 年あたりの発生率を λ とすれば，Poisson 分布に基づく対数尤度関数は

$$l(\lambda) = y\log(\lambda) - \lambda T + \text{constant}$$

となる．人年法による発生率の最尤推定量は，スコア方程式を解いて，$\widehat{\lambda} = y/T$ になる．

発生率の信頼区間を求めるには，対数尤度関数を 2 次関数に近似すればよいと述べた．ただしこの場合は，λ が正の実数しかとらないという制約を除くために，対数変換 $\beta = \log(\lambda)$ を行うことができる．つまり対数変換の有無で，2 通りの信頼区間の求め方があって，どちらも SE の式が表 3-1 に与えられている．

まずは対数変換を行わないときをみてみよう．このとき，$\widehat{\lambda}$ の 95%信頼区間は

$$95\%\ \text{CI} = \widehat{\lambda} \pm 1.96 \times \frac{\sqrt{y}}{T}$$

という正規分布や 2 項分布のときと同じ形式になる．

しかしこの信頼区間の下限は，2 項確率の信頼区間と同じように，負の値をとることがある．そこで，$l(\lambda)$ をそのまま用いるのではなく，対数変換後の対数尤度関数

$$l(\beta) = y\beta - T\exp(\beta)$$

について，β の 2 次関数で近似した方がよい（図 3-3）．ただし，対数変換後の対数尤度関数の極大はもともとの最尤推定量 $\widehat{\lambda}$ を対数変換した値 $\widehat{\beta} = \log(y/T)$ となる．このように，最尤推定量が本質的に 1 対 1 のパラメータ変換に依存しない性質を不変性（invariance）という．$\widehat{\beta}$ の標準誤差として $\text{SE} = 1/\sqrt{y}$ を用いれば，$\beta = \log(\lambda)$ の範囲としては

$$\left[\log(\widehat{\lambda}) - \frac{1.96}{\sqrt{y}},\quad \log(\widehat{\lambda}) + \frac{1.96}{\sqrt{y}}\right],$$

そして λ 自体の範囲としては

$$\left[\frac{\widehat{\lambda}}{\exp(1.96/\sqrt{y})},\quad \widehat{\lambda} \times \exp(1.96/\sqrt{y})\right]$$

という 95%信頼区間が導かれる．

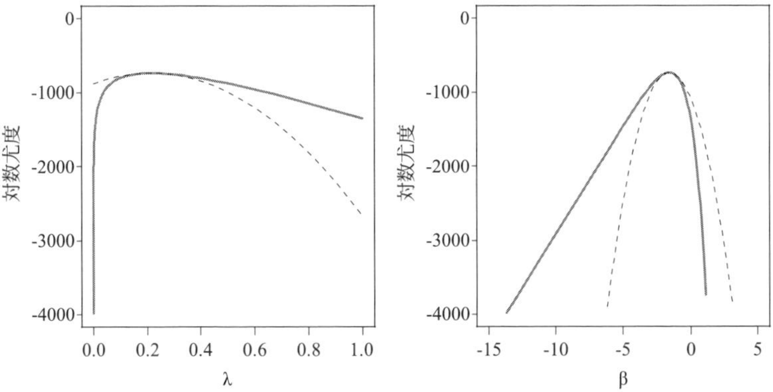

図 3-3　Poisson 分布の対数尤度関数
左はパラメータの対数変換前，右は対数変換後

■3.4.4　事例：人年法

表 3-2 は，6 都市研究データの元になった死亡数・人数・観察人年である．このデータから Poisson 尤度に基づいて 95%信頼区間を計算することができる．たとえば PM2.5 濃度がもっとも高かったスチューベンビル（Steubenville）市の 1000 人年あたりの死亡率は，16.244（95%信頼区間は，14.378 ~ 18.110 または 14.481 ~ 18.222）で，一定の精度で死亡率が推定できていることがわかる．また，対数変換をしたときとしないときを比較すると，違いがみられるのはこの場合は上 2 ~ 3 桁からである．

表 3-2　6 都市研究データから計算された死亡率と 95%信頼区間

都市	死亡数	人数	観察人年	死亡率*	95%信頼区間（対数変換なし）	95%信頼区間（対数変換あり）
Portage	232	1631	21618	10.732	9.351 ~ 12.113	9.436 ~ 12.206
Topeka	156	1239	16111	9.683	8.164 ~ 11.202	8.277 ~ 11.328
Harriman	248	1336	19882	12.474	10.922 ~ 14.026	11.014 ~ 14.127
Watertown	222	1258	17936	12.377	10.749 ~ 14.005	10.851 ~ 14.117
S.T. Louis	281	1296	17715	15.862	14.007 ~ 17.717	14.112 ~ 17.829
Steubenville	291	1351	17914	16.244	14.378 ~ 18.110	14.481 ~ 18.222

*単位は 1000 人年あたり

信頼区間に関する補足

頻度論では，100α%の信頼係数を持つ信頼区間は，（データから計算された区間の下限を lower limit，上限を upper limit と書くと）

$$\Pr(\text{lower limit} < \mu < \text{upper limit}) \geq \alpha$$

を満たす区間と定義される．この式では，μ はパラメータの真値で固定されており，一方で lower limit と upper limit は確率的に変動することに注意しよう．そして，その区間が真値を含む確率が，たとえば 95%になるように，信頼区間は構成される．

このとき下限 lower limit と上限 upper limit との範囲を広くとれば，この不等式は満たされる．しかしそれでは意味がない．そこで信頼区間の公式を導くときは，定義とは別の原理を用いることが多い．この章では尤度原理を用いており，対数尤度の確率分布を考えたとき，信頼係数 95%に対応するのが，頂点から 1.92 だけ下がる範囲なのである．

次の疑問は 1.92 という数字がどこからきたかだと思う．1.92 は自由度 1 の χ^2 分布の 95%点を 2 で割った値で，対数尤度関数が 1.92 だけ下がる範囲は，有意水準 5%の χ^2 検定で棄却されないパラメータの集合に対応している（詳しくは 5 章を参照）．

対数 2

本書は 10 進法で書かれていて，登場する数字は 0 から 9 までの 10 種類である．ここで質問がある．0 から 9 までの登場頻度は一様分布だろうか．

表 3-2 の観察人年の先頭の数字に注目してみよう．1 から始まる数，2 から始まる数，$\cdots$，9 から始まる数の頻度を数えるのである．先頭の数字が 1 以外なのはポーテージ（Portage）市の 21618 しかない．それ以外はすべて 1 から始まっている．つまり，どうやら 1 の登場頻度が多いと予想される．表 3-2 には 48 個の数があるが，そのうち 1 から始まるのは 37 個で，次に多い 2 から始まるのは 6 個である．

一般に，先頭の数字が a の割合は

$$\log_{10}\left(\frac{a+1}{a}\right)$$

となることが知られている．これによると先頭の数字が 1 の割合は 30%，2 の割合は 17%と予想される．これを Benford（ベンフォード）の法則という．ここにも対数が登場する．

この法則は以下のように直感的に説明することができる．観察人年の単位は人年だが，12 で割れば単位を人月に，365.25 で割れば人日に変換できる．より一般に，単位 A と単位 B があって，元の数を b 倍すると，単位 A から単位 B に換算されるとする．単位 A で表したときの先頭の数字が 1 以上 a 未満の割合を，関数 $f(a)$ で表す．このことは，単位 B に換算した後でいうと，先頭の数字が b 以上 ab 未満の割合といっても同じことである（ただし，繰り上げ・繰り下げを避けるため $1 \leq ab \leq 10$ と仮定させてほしい）．先頭の数字が b 未満の割合は $f(b)$，先頭の数字が ab 未満の割合は $f(ab)$ である．

ここで気付いてほしいのは，単位を換算しても数の集合は変わらないことである．つまり単位の換算前後で，割合は保存されるはずである．このことは以下の式で表される．

$$f(a) = f(ab) - f(b)$$

少し変形して

$$f(ab) = f(a) + f(b)$$

このような性質を持つ関数が対数だった．つまり，先頭の数字が 1 以上 a 未満の割合は $\log_{10}(a)$ で与えられる．求めていたのは，先頭の数字がちょうど a になる割合だったのだが，これは $\log_{10}(a+1) - \log_{10}(a)$ ということが導かれる．よくみるとこれは Benford の法則そのものである．

演習問題

〈人年法〉

問 1 以下の関数 $l(\lambda)$ は，6 都市研究のトペカ（Topeka）市で観察された死亡率に関する Poisson 尤度である．

$$l(\lambda) = 156 \log(\lambda) - 16111\lambda$$

この関数を最大にする λ の値として，正しいものは次のうちどれか．ただし，数値は 3 桁で丸めてある．

(A) 166000　(B) 156　(C) −4.64　(D) 0.00968

問 2 人年法に基づく λ の推定値の標準誤差は，イベント数 y と観察人年 T を用いて

$$\mathrm{SE} = \frac{\sqrt{y}}{T}$$

と計算できる．トペカ市のデータを用いた計算結果として，正しい値を選べ．ただ

し，数値は 3 桁で丸めてある．

(A) 77500　(B) 77.5　(C) 0.775　(D) 0.000775

問3 人年法に基づく λ の推定値の 95%信頼区間は

$$\left[\frac{\widehat{\lambda}}{\exp(1.96/\sqrt{y})},\quad \widehat{\lambda}\times\exp(1.96/\sqrt{y})\right]$$

と計算できる．トペカ市のデータを用いた計算結果として，正しい値を選べ．ただし，数値は 3 桁で丸めてある．

(A) [13800, 18800]　(B) [133, 183]　(C) [−3.97, −5.43]

(D) [0.00827, 0.01132]

4 推定量の評価基準

5 章では最尤推定量の性質について述べるが，その前によい推定量とはどのようなものかについて論じる必要がある．この章では，不偏性，有効性，頑健性という推定量のよしあしを表す基準について説明する．また，Cramér–Rao の下限に関する定理を証明する．

キーワード	頑健性，Cramér–Rao の下限，不偏性，有効性
定　理	Cramér–Rao の下限
事　例	降圧薬試験データ

4.1 不偏性，有効性，頑健性

パラメータ θ の推定方法を選ぶとき，たくさんの候補があるのがふつうである．正規分布の平均パラメータを求めるとき，算術平均が最尤推定量だったわけだが，中央値や最頻値を用いることもできる．それでは推定量をどのような基準で選べばよいだろうか．

現実の統計解析では，データから推定値を計算して，その結果がよさそうかどうかで判断する素朴なやり方をよく見かける．これはこれで大切なのだが，統計学では別の考え方をとる．ある推定値を，データの関数であることを強調して，$\widehat{\theta}(y)$ と表す．ここで y は確率変数ではなくて，推定値はデータの観測値を代入したものである．最良の推定値ははっきりしていて，それは $\widehat{\theta}(y) = \theta$ となるような関数 $\widehat{\theta}(y)$ である．ところが，パラメータ θ の値がわからないとき，この考え方は役に立たない．そこでどうするかというと，推定値ではなくて推定量 $\widehat{\theta}(Y)$ に注目する．$\widehat{\theta}(Y)$ は確率変数だから，その確率分布の特徴を調べる．そうすれば，推定量のよしあしを評価するための基準を構成することができる．

第一に推定量に求められるのは，パラメータ θ を系統的に偏って推定していないということである．バイアス（bias）があるかどうか知りたければ，$\widehat{\theta}$ の期待値を調べればよい．この基準を推定量の不偏性という．もっと正式に書けば，θ がどのような値であっても

$$\mathrm{E}[\widehat{\theta}(Y)] = \theta$$

が成り立つものを，不偏推定量（unbiased estimator）という．

第二の評価基準は，研究や測定を繰り返したとき，推定量の誤差的なバラツキが小さいことである．これは推定量の分散 $\mathrm{Var}[\widehat{\theta}(Y)]$ の大きさで評価することがふつうである．この基準を，効率や有効性（efficiency）と呼んでいる．不偏推定量のうち，θ がどのような値であっても分散を最小にするものを一様最小分散不偏推定量（uniformly minimum variance unbiased estimator）という．

不偏性や有効性は，確率分布などの数学的前提に基づいて，理論的に導かれる推定量の特性である．第三の評価基準は，もっと実際的なものである．ある推定量が，一様最小分散不偏推定量ということが証明されていたとする．しかし，これから解析しようとしているデータにおいて，証明で用いた前提条件が成り立っていなければ，その推定量が期待通りの働きをするかわからない．5章で述べるように，最尤推定量は，大標本では，一様最小分散不偏推定量と同等のよい推定量である（一致性・漸近有効性）．しかし，確率分布の特定が誤っていたり，サンプルサイズが小さかったりすると，最良の推定量にならないことがよくある．逆にいえば，前提条件がある程度満たされなくても，それほど性能が悪くならない方がよい．この第三の評価基準を頑健性（robustness）という．頑健な推定量の代表格は中央値で，算術平均に比べて，外れ値があっても影響を受けにくい．

4.2 Cramér–Rao の下限

バイアスがないなら，分散は小さいほどよい．そうすると，分散をどこまで小さくできるのか，という疑問が生じる．数学はこういう抽象的な問いに答えるために有効であって，特定の確率分布とサンプルサイズの下で，分散の下限が存在することがわかっている．これを主張するのが次の定理 4-1 である．ここで，Fisher 情報量とは 5 章で述べるように対数尤度関数から定義される量で，

データから推定のために利用できる情報がどの程度得られるかを表す指標の一種である.

定理 4-1　Cramér–Rao の下限

対数尤度関数について，微分と積分が交換可能と仮定する．対数尤度関数のスコア関数と Fisher 情報量を

$$U(\theta) = \frac{dl(\theta)}{d\theta}$$
$$I(\theta) = E[U^2(\theta)]$$

と定義する．任意の不偏推定量の分散と Fisher 情報量 $I(\theta)$ には

$$\mathrm{Var}(\widehat{\theta}) \geq \frac{1}{I(\theta)}$$

という関係がある．つまり，Fisher 情報量の逆数より分散が小さい不偏推定量は存在しない．これを Cramér–Rao（クラメール・ラオ）の下限という.

4.3　事例：ベースライン値のある臨床試験の解析 1

統計学の理論では，あえて推定効率の悪い推定量について論じることは少ないから，有効性という概念をイメージしにくくなっているかもしれない．そこで，話題を先取りすることになるが，統計手法によって推定効率が変わる一例について述べておく．それはベースライン値のある臨床試験では，ベースライン値の扱いによって推定精度が変わるという事例で，詳細は 11 章で述べられている.

この臨床試験では，アルブミン尿を呈する 1 型糖尿病・高血圧患者 16 人に，カプトプリルまたはプラセボがランダムに割付けられ，治療前と治療 1 週間目の収縮期血圧が測定された．このとき，ベースライン値をどのように利用するかによって，3 通りの統計手法が考えられる．第一に，ベースライン値を用いずに単に平均を比較する解析が考えられる．具体的にはカプトプリル群とプラセボ群の 1 週目の収縮期血圧の算術平均を比較することになる．これも間違いではない．これを採用すると，第二の手法は，1 週目の収縮期血圧ではなく，変化量（1 週目の収縮期血圧とベースライン値の差）をアウトカムにする解析である．これは，カプトプリル群とプラセボ群の変化量の算術平均の比較である．第三

に，正規線型モデルを用いて，ベースライン値を共変量とすることもできる．

$$\mathrm{E(SBP\ at\ 1WEEK|TREATMENT, SBP\ at\ BASELINE)}$$
$$= \beta_0 + \beta_1 \mathrm{TREATMENT} + \beta_2 \mathrm{SBP\ at\ BASELINE}$$

この式の回帰係数 β_1 が，2 群間の収縮期血圧の差に相当する．理論的にいえば，このモデルが正しくて，回帰係数 β_2 がゼロでなければ，正規線型モデルがもっとも効率の高い推定量を与える．これは共分散分析（analysis of covariance）と呼ばれる手法である．表 4-1 はここで取り上げた 3 つの統計手法の解析結果である．共分散分析は，平均の比較や変化量よりも 95%信頼区間が狭い．このことは，共分散分析を用いることで推定効率が改善されたことを意味している．

表 4-1 降圧薬試験データにおけるカプトプリルの効果

	平均の差	95%信頼区間		p 値
第一の手法：平均の比較	−6.52	−14.25	1.20	0.12
第二の手法：変化量の比較	−7.95	−16.39	0.48	0.09
第三の手法：共分散分析	−7.18	−12.99	−1.37	0.03

対数 3

情報量とはなにかを考えると対数が出てくるという話をしよう．ここでは情報とは「それを知る前に不確実だった知識が確実になるもの」という意味である．

不確実な知識といってもいろいろあるが，たとえばサイコロの出目に注目しよう．サイコロを振る前は 6 通りの目が出る可能性があり，サイコロを振れば「6 通りの目のうちどれが出たか」という情報が得られる．このとき得られる情報量は，可能な出目の数と関係するはずである．たとえば，もしサイコロが 20 面ダイスだったとしたら，6 面のサイコロより，当てることがずっと難しい．したがって 20 面ダイスを振った結果を知る方が，6 面のサイコロを振った結果よりも，情報量が多いと考えられる．このことを一般化すると，起こり得る場合の数が n だったとき，情報量を n のなんらかの関数 $f(n)$ と表す．そして $f(6) < f(20)$ のような関係が成り立てば，それぞれの情報を定量的に扱うことができる．

次に，m 個のサイコロがあって，どれかひとつを振ったときの出目を考えてみよう．どのサイコロか区別がついているとしたら，得られる情報は「どのサイコロが振られ，6 通りの目のうちどれが出たか」である．起こり得る場合の数は $n = 6m$ で，情報量は $f(6m)$ である．さらに，この場合は情報を小出しにして，「m 個のサイコロのどれを振ったか」と「どの目が出たか」を別々に知らせることができる．情報量が場合の数の関数だとしたら，それぞれの情報量は $f(m)$ と $f(6)$ となる．

情報をすべて知らせるときと情報を小出しにするとき，情報量同士の関係はどうあるべきだろうか．どちらも得られる知識は変わらないのだから

$$f(6m) = f(m) + f(6)$$

という加法性が成り立っていてほしいのではないだろうか．$6 \times m$ という掛け算が足し算になるような関数はなんだろう．

実はこれを満たす唯一の関数が対数なのである．実数 x の関数 $f(x)$ が微分可能で $f(xy) = f(x) + f(y)$ を満たすとする．

$$f[(1+\varepsilon)x] = f(1+\varepsilon) + f(x)$$

が成り立つから，これを変形して

$$\frac{f(x+\varepsilon x) - f(x)}{\varepsilon x} = \frac{1}{x}\frac{f(1+\varepsilon)}{\varepsilon}$$

を得ることができる．この ε を 0 に近づけたときの極限をとる．左辺は $f(x)$ の導関数そのものである．右辺については，式を簡単にするため

$$\lim_{\varepsilon \to 0} \frac{f(1+\varepsilon)}{\varepsilon} = a$$

とおけば

$$f'(x) = \frac{a}{x}$$

が得られる．$f(x)$ を得るにはこれを積分すればよい．積分するときに積分定数が生じるが，ここではそれはゼロとする．結論として $f(x) = a\log(x)$ という対数関数が導かれる．結果的に，係数 a は情報量のスケールを反映している．

統計学や確率論では，対数尤度関数，エントロピー，Kullback–Leibler（カルバック・ライブラー）情報量など，情報やデータの量を表す指標が用いられる．これらの指標に対数関数が用いられているのは，量を計るための指標には，ある種の加法性が要求されるからである．

定理の証明

定理 4-1 の証明　Cramér–Rao の下限は，Cauchy–Schwarz（コーシー・シュワルツ）の不等式

$$\mathrm{Cov}^2(Y, X) \leq \mathrm{Var}(Y)\mathrm{Var}(X)$$

から導かれる．

まず，不偏推定量の定義から，以下の関係が成り立つ．

$$\mathrm{E}[\widehat{\theta}] = \int \widehat{\theta} p\,(y;\theta)\,dy = \theta$$

左辺を θ で微分する．微分と積分が交換可能なら

$$\frac{d}{d\theta} p\,(y;\theta) = p\,(y;\theta)\,\frac{d}{d\theta}\log[p\,(y;\theta)] = p\,(y;\theta)\,U(\theta)$$

であることを利用して

$$\frac{d}{d\theta}\int \widehat{\theta} p\,(y;\theta)\,dy = \int \widehat{\theta} U\,(\theta)\,p\,(y;\theta)\,dy = \mathrm{E}[\widehat{\theta} U\,(\theta)]$$

が成り立つ．さらにスコア関数の期待値はゼロだから（定理 5-2）

$$\mathrm{E}[\widehat{\theta} U(\theta)] = \mathrm{Cov}[\widehat{\theta} U(\theta)]$$

今度は右辺を θ で微分した結果を考えると

$$\frac{d}{d\theta}\theta = 1$$

だから

$$\mathrm{Cov}[\widehat{\theta} U(\theta)] = 1$$

であることがわかる．ここで Cauchy–Schwarz の不等式により

$$\mathrm{Var}(\widehat{\theta})I(\theta) = \mathrm{Var}(\widehat{\theta})\mathrm{Var}[U(\theta)] \geq \mathrm{Cov}^2[\widehat{\theta} U(\theta)] = 1$$

だから定理 4-1 が成り立つ．

5 最　尤　法

3 章では，代表的な 3 つの確率分布について最尤推定量を求めた．それぞれの分布で式展開は異なるが，尤度関数を微分してスコア方程式を立て，その解や Wald 信頼区間を計算するという手続きは共通であることをみた．このように，最尤法のよいところは，どの確率分布かによらず，論理が同じということである．抽象的に問題を定式化して，その上で解や推定量の性質を導くことができれば，それを具体化した問題はすべて解くことができる．

この章では重要な 3 つの定理について証明する．最尤推定量の漸近正規性などの性質は，一般化線型モデルを含むさまざまなパラメトリック分布で共通に成り立つ．

キーワード　一致性，観測情報行列，最尤推定量，スコア関数，漸近正規性，Fisher 情報行列

定　理　最尤推定量の漸近正規性，不偏な推定方程式の解の漸近正規性，スコア関数，Fisher 情報行列，観測情報行列の関係

5.1 スコア関数と Fisher 情報行列

■ 5.1.1 定　義

本格的に最尤法を説明するにあたって，まずは基本的な役割を果たすスコア関数（score function）と Fisher 情報行列（Fisher information matrix）を定義する．

パラメータベクトル $\boldsymbol{\theta}$（つまりパラメータの数が複数でもよい）の尤度関数とその対数を $L(\boldsymbol{\theta})$ と $l(\boldsymbol{\theta}) = \log[L(\boldsymbol{\theta})]$ で表す．$\boldsymbol{\theta}$ の可能な値をすべて含む集合をパラメータ空間 Ω と定義する．尤度関数はパラメータのあらゆる値において 2 回微分可能と仮定する．$\boldsymbol{\theta}$ の最尤推定量 $\widehat{\boldsymbol{\theta}}$ は，Ω のうち尤度関数 $L(\boldsymbol{\theta})$ を最大にする値

$$L(\widehat{\boldsymbol{\theta}}) \geq L(\boldsymbol{\theta}), \qquad \boldsymbol{\theta} \in \Omega$$

として定義される．先ほどスコア方程式を解いて最尤推定量を計算した．スコア方程式とは，対数尤度関数の偏微分からなる$\boldsymbol{\theta}$の連立方程式だった．そこで，対数尤度関数の偏微分

$$\boldsymbol{U}(\boldsymbol{\theta}) = \frac{\partial l(\boldsymbol{\theta})}{\partial \boldsymbol{\theta}}$$

をスコア関数と呼ぶ*1)．そして，Fisher 情報行列を以下のように定義する．

$$\boldsymbol{I}(\boldsymbol{\theta}) = \mathrm{E}[\boldsymbol{U}(\boldsymbol{\theta})\boldsymbol{U}^T(\boldsymbol{\theta})]$$

■ 5.1.2 例．分散既知の正規分布

スコア関数と Fisher 情報行列は，一般化線型モデルの推測を理解する上で不可欠な概念なので，正規分布・2 項分布・Poisson 分布のそれぞれの場合で，具体的にどの数式に対応するのか復習してほしい．たとえば，データが 1 個で分散が既知のとき正規分布の対数尤度

$$l(\mu) = -\frac{1}{2}\left(\frac{Y-\mu}{\sigma}\right)^2$$

に対応するスコア関数と Fisher 情報量は，それぞれ

$$U(\mu) = \frac{dl(\mu)}{d\mu} = \frac{Y-\mu}{\sigma}$$

$$I(\mu) = \mathrm{Var}\left(\frac{Y-\mu}{\sigma^2}\right) = \frac{1}{\sigma^2}$$

となる．スコア関数は，Y が含まれているから確率変数である．Fisher 情報量は，データ 1 個に含まれるパラメータに関する情報を表す量である．それではデータが N 個に増えたらどうなるか．個々のデータが独立なら，密度関数全体は個々の密度関数の積になって

$$U(\mu) = \sum_{i=1}^{N}\left(\frac{Y_i-\mu}{\sigma}\right)$$

---

*1) 実際には 1 個ではなく N 人からなる集団から得られたデータを扱うことになる．このとき，個人 Y_i ごとに対数尤度関数とそれに対応するスコア関数を考えることができる．それを明示的に書けば

$$\boldsymbol{U}(\boldsymbol{\theta}) = \sum_{i=1}^{N}\boldsymbol{U}(Y_i;\boldsymbol{\theta})$$

となる．スコア関数はデータ Y_i の関数だから確率変数である．そして，Y_i が独立同一分布に従うとき，全体の Fisher 情報行列 $\boldsymbol{I}(\boldsymbol{\theta})$ は，（単純なケースでは）個人の Fisher 情報行列 $\mathrm{E}[\boldsymbol{U}(Y_i;\boldsymbol{\theta})\boldsymbol{U}(Y_i;\boldsymbol{\theta})^T]$ の N 倍になる．

$$I(\mu) = \frac{N}{\sigma^2}$$

という和の形になる．また，スコア関数は確率変数だが，Fisher 情報量はパラメータが決まれば定数になる．

5.2　最尤推定量の性質

■5.2.1　定　理

最尤推定量の性質でもっとも大切なのは，サンプルサイズが大きいとき最尤推定量がどのような確率分布に従うかである．この節で述べる定理 5-2 は，サンプルサイズが大きいとき最尤推定量が多変量正規分布に従うことを述べたものである．これを最尤推定量の漸近正規性（asymptotic normality）という．

定理 5-1　不偏な推定方程式の解の漸近正規性（定理 5-2 の証明の準備）

確率変数 Y_i が，独立（同一でなくてもよい）な確率分布に従うとする（$i = 1, \ldots, N$）．パラメータ $\boldsymbol{\theta}$ を推定方程式

$$\sum_{i=1}^{N} M(y_i; \boldsymbol{\theta}) = \mathbf{0}$$

の解 $\widehat{\boldsymbol{\theta}}$ として求めるとする．

$$\boldsymbol{A} = \mathrm{E}\left[- \left.\frac{\partial M(Y_i; \boldsymbol{\theta})}{\partial \boldsymbol{\theta}}\right|_{\boldsymbol{\theta}_0}\right]$$

$$\boldsymbol{B} = \mathrm{E}[M(Y_i; \boldsymbol{\theta}_0) M(Y_i; \boldsymbol{\theta}_0)^T]$$

とすると

$$\widehat{\boldsymbol{\theta}} \xrightarrow{d} N[\boldsymbol{\theta}_0, N^{-1} \boldsymbol{A}^{-1} \boldsymbol{B} (\boldsymbol{A}^{-1})^T]$$

というような漸近正規性が成り立つ．

ここで，パラメータの値 $\boldsymbol{\theta}_0$ は

$$\mathrm{E}[M(Y_i; \boldsymbol{\theta}_0)] = \mathbf{0}$$

を満たす値として定義される．もし $\boldsymbol{\theta}_0$ がパラメータの真値であるとき，$M(y_i; \boldsymbol{\theta})$ を不偏な推定関数（unbiased estimating equation）という．

定理 5-2　最尤推定量の漸近正規性

サンプルサイズが大きければ，最尤推定量 $\widehat{\boldsymbol{\theta}}$ は

$$\widehat{\boldsymbol{\theta}} \xrightarrow{d} N(\boldsymbol{\theta}, \boldsymbol{I}^{-1})$$

という多変量正規分布に従う *2)．ここで

$$\boldsymbol{I} = \mathrm{E}[\boldsymbol{U}(\boldsymbol{\theta})\boldsymbol{U}(\boldsymbol{\theta})^T]$$

は Fisher 情報量である．

定理 5-2 をみると，最尤推定量の分散共分散行列は，サンプルサイズが大きくなれば Fisher 情報行列の逆行列になることがわかる．つまり Cramér–Rao の下限を達成することになる．このように，サンプルサイズが大きいときもっとも分散が小さくなるような推定量を，漸近有効（asymptotic efficient）という．

■ 5.2.2　その他の性質

3 章で Poisson 分布のパラメータを対数変換して最尤推定量を計算したことを覚えているだろうか．ここでみたように，対数尤度関数の極大は，パラメータ変換によらない．つまり，パラメータを任意の関数で変換した $g(\boldsymbol{\theta})$ の最尤推定量は，その関数に最尤推定量 $\widehat{\boldsymbol{\theta}}$ を代入した $g(\widehat{\boldsymbol{\theta}})$ になるという性質を持つ．先に述べたようにこれを最尤推定量の不変性（invariance）という．

ところが残念ながら不変性と不偏性は両立しない *3)．その代わり，最尤推定量は，サンプルサイズが大きくなると真値 $\boldsymbol{\theta}$ に確率収束することが知られている．この性質を一致性（consistency）という．以上のことをまとめると，最尤推定量には，サンプルサイズが大きいとき，バイアスがなく，もっとも分散が小さいという性質がある．

最尤法を実際に用いるとき注意すべきことがいくつかある．第一に，最尤法の理論は，モデルが正しく特定されていることが前提である．つまり，データが生成する過程は，最尤法を適用する上で用いられる確率分布に従っていなけ

---

*2) ここで $\xrightarrow{d}$ という記号は分布収束の意味である．この章ででてくる分布収束・確率収束については巻末の付録参照．

*3) 残念ながら，不変性と不偏性の両方を満たす推定量はない．このことは簡単に示すことができる．仮に，最尤推定量が不偏推定量だとする． $g(\widehat{\boldsymbol{\theta}})$ の期待値をとるとき，一般の関数について $\mathrm{E}[g(\widehat{\boldsymbol{\theta}})] \neq g[\mathrm{E}(\widehat{\boldsymbol{\theta}})]$ となる． $\widehat{\boldsymbol{\theta}}$ は不偏推定量であることから $g[\mathrm{E}(\widehat{\boldsymbol{\theta}})] = g[\mathrm{E}(\boldsymbol{\theta})]$ したがって， $g(\widehat{\boldsymbol{\theta}})$ は不偏推定量にならない．

ればならない．言い換えると，最尤推定量は，確率分布の誤特定に対して頑健ではない．残念ながら，モデルを正しく特定できているという前提条件は，多くの研究で保証されるものではない．たとえば 1 章で述べた寿命調査では，線量カテゴリーごとにパラメータの異なる Poisson 分布に従って乳癌が発生したと仮定した．しかし，寿命調査の対象者は，原爆投下後数年経ってから登録されたため，Poisson 分布からのランダムサンプリングとはいえないし，被ばく線量は実測値ではなく推定値だから，線量カテゴリーには誤分類が生じている．追跡不能や欠測データも少なくはないだろう．これらの問題は，最尤推定量にバイアスをもたらす．

第二に，パラメータの真値がパラメータ空間の境界にあるときには，注意が必要である．たとえばデータが 2 項分布に従うとき，2 項確率の真値がパラメータ空間 [0, 1] の両端に近いことがある．このとき最尤推定量の性能が悪くなる．別の例として，解析の都合でパラメータ空間に制約を設けることがある．寿命調査では，被ばく線量が高くなるについて，乳癌発生率が単調に増加する関係を仮定できるかもしれない．カテゴリーごとの発生率を線量が低い順に λ_1，λ_2, λ_3，λ_4，λ_5 で表すと，単調性の仮定は，パラメータ空間に $0 < \lambda_1 \leq \lambda_2 \leq \lambda_3 \leq \lambda_4 \leq \lambda_5$ という制約をおくことに相当する．このようにパラメータ空間が特殊な場合は，最尤推定量の漸近分布に影響が生じて性能が保証されない．

第三の注意点は，最尤法は正規近似に依拠する手法であり，パラメータの数に比べてサンプルサイズが大きくなければならないことである．小標本のときには，最尤法に代えて 7 章で紹介する専用の手法のいずれかを用いるべきである．

5.3 Fisher 情報量と観測情報量

■ 5.3.1 定 理

漸近正規性というのは便利な性質で，正規分布を使って $\widehat{\boldsymbol{\theta}}$ の信頼区間や p 値を計算することができるようになる．ただし，この性質を利用するときは，実際には Fisher 情報行列を求めなければならない．Fisher 情報行列の推定において，よく用いられるのは観測情報行列（observed information matrix）で代替する方法である．観測情報行列 $\boldsymbol{i}(\boldsymbol{\theta})$ は

$$\boldsymbol{i}(\boldsymbol{\theta}) = -\frac{\partial^2 l(\boldsymbol{\theta})}{\partial\boldsymbol{\theta}\partial\boldsymbol{\theta}^T}$$

と定義される．スコア関数，Fisher 情報行列，観測情報行列には，以下のような関係が成り立つ．

定理 5-3　スコア関数，Fisher 情報行列，観測情報行列の関係

対数尤度関数について，微分と積分が交換可能と仮定する．そのとき，スコア関数 $\boldsymbol{U}(\boldsymbol{\theta})$ の期待値はゼロつまり

$$\mathrm{E}\left[U\left(\boldsymbol{\theta}\right)\right] = \boldsymbol{0}$$

である．また，スコア関数，Fisher 情報行列

$$\boldsymbol{I}\left(\boldsymbol{\theta}\right) = \mathrm{E}\left[U\left(\boldsymbol{\theta}\right) U\left(\boldsymbol{\theta}\right)^T\right],$$

観測情報行列

$$\boldsymbol{i}(\boldsymbol{\theta}) = -\frac{\partial^2 l\left(\boldsymbol{\theta}\right)}{\partial \boldsymbol{\theta} \partial \boldsymbol{\theta}^T}$$

には，以下の関係が成り立つ．

$$\mathrm{E}\left[-\frac{\partial \boldsymbol{U}(\boldsymbol{\theta})}{\partial \boldsymbol{\theta}}\right] = \boldsymbol{I}\left(\boldsymbol{\theta}\right) = \mathrm{E}[\boldsymbol{i}(\boldsymbol{\theta})]$$

さて，この定理を利用して Fisher 情報行列を求めてみよう．N 人の対象者からなるデータが得られていて，スコア方程式が

$$\boldsymbol{U}(\boldsymbol{\theta}) = \sum_{i=1}^{N} \boldsymbol{U}(y_i; \boldsymbol{\theta})$$

の形式だとすると，観測情報行列は

$$\boldsymbol{i}(\widehat{\boldsymbol{\theta}}) = -\left.\frac{\partial^2 l\left(\boldsymbol{\theta}\right)}{\partial \boldsymbol{\theta} \partial \boldsymbol{\theta}^T}\right|_{\widehat{\boldsymbol{\theta}}} = -\sum_{i=1}^{N} \left.\frac{\partial \boldsymbol{U}(y_i; \boldsymbol{\theta})}{\partial \boldsymbol{\theta}}\right|_{\widehat{\boldsymbol{\theta}}}$$

というように，スコア関数の導関数に $\widehat{\boldsymbol{\theta}}$ を代入することで推定できる*4)．

■ 5.3.2　例：2 項分布

一例として，2 項分布の近似信頼区間に用いた標準誤差を導出してみよう．一般に，パラメータが 1 個のとき最尤推定量の漸近正規性から

$$\mathrm{Var}(\widehat{\theta}) \approx \frac{1}{I(\theta)}$$

*4)　$\partial f(x)/\partial x|_{x_0}$ は，ベクトル x の各要素で偏微分した後に $x = x_0$ を代入するという意味の記号である．

である．これを使って，標準誤差は

$$\mathrm{SE}(\widehat{\theta}) = \left[-\frac{d^2 l(\theta)}{d\theta^2}\bigg|_{\widehat{\theta}}\right]^{-1/2}$$

と計算できる．これを 2 項尤度

$$l(\pi) = Y\log(\pi) + (N-y)\log(1-\pi)$$

に適用する．$l(\pi)$ を微分すると，1 次の導関数は以下のようになる．

$$\frac{dl(\pi)}{d\pi} = \frac{y}{\pi} - \frac{N-y}{1-\pi}$$

2 次の導関数のマイナスをとると

$$-\frac{d^2 l\,(\pi)}{d\pi^2} = \frac{y}{\pi^2} + \frac{N-y}{(1-\pi)^2}$$

が得られる．これは π が含まれているので実際に計算できない．そこで最尤推定量で置き換えて

$$\frac{y}{\widehat{\pi}^2} + \frac{N-y}{(1-\widehat{\pi})^2} = \frac{N}{\widehat{\pi}(1-\widehat{\pi})}$$

とし，この逆数の平方根をとれば

$$\mathrm{SE} = \sqrt{\frac{\widehat{\pi}(1-\widehat{\pi})}{N}}$$

が導かれる．これは以前に用いた最尤推定量の SE である．この場合は，Fisher 情報量と観測情報量は一致する．

定理の証明

定理 5-1 の証明

$$\overline{M}(\boldsymbol{\theta}) = \frac{1}{N}\sum_{i=1}^{N} M(y_i;\boldsymbol{\theta})$$

とおく，Taylor（テイラー）展開*5) を用いれば

$$\overline{M}(\widehat{\boldsymbol{\theta}}) = \overline{M}(\boldsymbol{\theta}_0) + \overline{M}'(\boldsymbol{\theta}_0)(\widehat{\boldsymbol{\theta}} - \boldsymbol{\theta}_0) + \text{remainder}$$

と表すことができる．ここで $\overline{M}'(\boldsymbol{\theta})$ が逆行列 $\overline{M}'^{-1}(\boldsymbol{\theta})$ を持つと仮定すると

---

*5) 関数 $f(x)$ が滑らかなとき，多項式で近似することができる．これを Taylor 展開と呼ぶ．点 $x=a$ における Taylor 展開は以下の式で表される．

$$f(x) = f(a) + f'(a)(x-a) + \frac{1}{2}f''(a)(x-a)^2 + \cdots$$

本書ではこれを，x の 2 次以降の項は無視できるという意味で

$$f(x) = f(a) + f'(a)(x-a) + \text{remainder}$$

と表記している．

$$\sqrt{N}(\widehat{\boldsymbol{\theta}} - \boldsymbol{\theta}_0) = -\overline{M}'^{-1}(\boldsymbol{\theta}_0)\sqrt{N}\,\overline{M}(\boldsymbol{\theta}_0) + \text{remainder}$$

が得られる．ここで，大数の法則より

$$\overline{M}'(\boldsymbol{\theta}_0) = \frac{1}{N}\sum_{i=1}^{N}\left[-\frac{\partial}{\partial\boldsymbol{\theta}}M(y_i;\boldsymbol{\theta})\bigg|_{\boldsymbol{\theta}_0}\right]$$

は $\boldsymbol{A}$ に確率収束する．また，中心極限定理より

$$\sqrt{N}\,\overline{M}(\boldsymbol{\theta}_0) \xrightarrow{d} N(\boldsymbol{0}, \boldsymbol{B})$$

よって，$\sqrt{N}(\widehat{\boldsymbol{\theta}} - \boldsymbol{\theta}_0)$ は確率収束する統計量と正規分布に収束する統計量の線型結合である．このような確率変数は，Slutsky（スラツキー）の定理*6) によって，正規分布に分布収束することが知られている．実は，剰余項の取り扱いが数学的に難しいのだが，適当な正則条件の下で剰余項は $\boldsymbol{0}$ に収束することが知られている．これらの結果を合わせれば

$$\widehat{\boldsymbol{\theta}} \xrightarrow{d} N[\boldsymbol{\theta}, N^{-1}\boldsymbol{A}^{-1}\boldsymbol{B}(\boldsymbol{A}^{-1})^T]$$

が得られる．

定理 5-2 の証明　最尤推定量はスコア方程式

$$\frac{1}{N}\sum_{i=1}^{N}\boldsymbol{U}(y_i;\widehat{\boldsymbol{\theta}}) = \boldsymbol{0}$$

の解である．定理 5-1 よりスコア関数は不偏な推定関数だから，定理 5-2 より

$$\widehat{\boldsymbol{\theta}} \xrightarrow{d} N[\boldsymbol{\theta}, \boldsymbol{A}^{-1}\boldsymbol{B}(\boldsymbol{A}^{-1})^T]$$

ここで最尤推定量の場合は特殊なケースで，定義から $\boldsymbol{B}$ は Fisher 情報行列そのものである．また，$\boldsymbol{A}$ は対象者 i のスコア $\boldsymbol{U}(y_i;\boldsymbol{\theta})$ を微分してマイナスをとったものだから，1 人あたりの Fisher 情報行列 $N^{-1}\boldsymbol{I}$ に一致する．つまり $N\boldsymbol{A} = \boldsymbol{B} = \boldsymbol{I}$ が成り立つから，最尤推定量の漸近正規性

$$\widehat{\boldsymbol{\theta}} \xrightarrow{d} N(\boldsymbol{\theta}, \boldsymbol{I}^{-1})$$

が示される．

定理 5-3 の証明　記法の簡単のため，パラメータが 1 個で，データが連続分布のときについてのみ証明を与える．確率密度関数の性質から

$$\int p\,(y;\theta)\,\mathrm{dy} = 1$$

*6) Slutsky の定理については巻末の付録参照．

であり，これを両辺について θ で微分する．

$$\frac{d}{d\theta}\int p(y;\theta)\,dy = \frac{d(1)}{d\theta} = 0$$

ここで左辺は，微分と積分が交換可能のとき

$$\frac{d}{d\theta}\int p(y;\theta)\,dy = \int \frac{dp(y;\theta)}{d\theta}dy$$

となり，これはスコア関数の期待値だから

$$\mathrm{E}[U(\theta)] = 0.$$

次に，上の式の左辺を微分すると，微分と積分が交換可能であれば

$$\begin{aligned}
\frac{d\mathrm{E}[U(\theta)]}{d\theta} &= \int \left[\frac{d}{d\theta}\frac{dl(\theta)}{d\theta}p(y;\theta)\right]dy \\
&= \int \left[\frac{dl(\theta)}{d\theta}\frac{dp(y;\theta)}{d\theta} + \frac{d^2 l(\theta)}{d\theta^2}p(y;\theta)\right]dy \\
&= \mathrm{E}\left[\left(\frac{dl(\theta)}{d\theta}\right)^2\right] + \mathrm{E}\left[\frac{d^2 l(\theta)}{d\theta^2}\right] \\
&= I(\theta) + \mathrm{E}\left[\frac{dU(\theta)}{d\theta}\right].
\end{aligned}$$

これはゼロだから，

$$I(\theta) = \mathrm{E}\left[-\frac{dU(\theta)}{d\theta}\right].$$

演 習 問 題

〈Poisson 分布の Fisher 情報量〉

問 1 Poisson 分布の対数尤度関数 $l(\lambda)$ は，イベント数 y と観察人年 T を用いて $l(\lambda) = y\log(\lambda) - \lambda T$ と表される．λ に関する Fisher 情報量として正しい式を選べ．

(A) $y/\lambda - T$　(B) $-y/\lambda^2$　(C) T/λ　(D) $-\lambda/T$

問 2 Poisson 分布において対数変換 $\beta = \log(\lambda)$ を行った後の対数尤度関数は $l(\beta) = y\beta - T\exp(\beta)$ と表される．β に関する Fisher 情報量として正しい式を選べ．

(A) $y - T\exp(\beta)$　(B) $-T\exp(\beta)$　(C) λT　(D) $1/T\exp(\beta)$

問 3 表 3-2 のデータについて，トペカ市の Poisson 対数尤度に含まれる λ の Fisher 情報量として，正しい値は次のうちどれか．ただし数値は 3 桁で丸めてある．

(A) 1660000　(B) 156　(C) −4.64　(D) 0.00968

問 4　表 3-2 のデータについて，トペカ市の Poisson 対数尤度に含まれる β の Fisher 情報量として，正しい値は次のうちどれか．ただし，数値は 3 桁で丸めてある．

(A) 1660000　(B) 156　(C) −4.64　(D) 0.00968

問 5　λ の 95%信頼区間について，正しいものをひとつ選べ．

(A) λ の Fisher 情報量を求めることで導かれる

(B) β の Fisher 情報量を求めることで導かれる

(C) λ と β のどちらの Fisher 情報量でも，この 95%信頼区間が導かれる

〈最尤法〉

問 6　統計学で用いられる以下の量のうち，一般には確率変数ではないものを選べ．

(A) スコア関数　(B) 観測情報量　(C) Fisher 情報量　(D) p 値

問 7　最尤推定量の性質として正しいものを選べ．

(A) モデルを誤特定したとしても，最尤推定量は，サンプルサイズが大きいとき正規分布に従う

(B) モデルを誤特定したとしても，最尤推定量は，サンプルサイズが大きいとき不偏な推定方程式の解である

(C) データが正規分布に従い，モデルを正しく特定したとしても，サンプルサイズが小さいとき，平均の最尤推定量は，理論上最も高い推定精度（Cramér–Rao の下限）を達成できない

(D) データが正規分布に従い，モデルを正しく特定したとき，標準偏差の最尤推定量は，不偏推定量になる

6 仮説検定と信頼区間

統計学の重要な役割のひとつは，データやそれに基づく判断にどの程度の誤差があるかを定量化することである．因果関係について調べる医学研究では，ランダム誤差を超えた関連があるかを示すために，点推定値だけではなく仮説検定や信頼区間の結果を提示することが求められる．この章では，尤度比検定，Wald 検定，スコア検定という最尤法に基づく漸近的に等価な仮説検定について説明する．また，Wald 信頼区間とそれを構成するためのテクニックであるデルタ法について述べる．

キーワード	α エラー，帰無仮説，検出力，スコア検定，対立仮説，デルタ法，p 値，β エラー，Wald 検定，Wald 信頼区間，尤度比検定
定　理	対数尤度比統計量の漸近分布
事　例	ミシガン ECMO 試験

6.1 仮説検定

■ 6.1.1 帰無仮説と対立仮説

1 章で述べたように，ECMO と従来療法の死亡割合を比較する臨床試験がミシガン大学によって行われた（Bartlett, et al. 1985）．その試験の目的は

仮説 1: ECMO を用いて治療しても死亡割合は変わらない

仮説 2: ECMO を用いて治療することによって死亡割合を減らすことができる

のどちらが正しいか結論することである．このような 2 者択一の判断を行う手法が仮説検定である．

この問題を 2 項分布によって定式化しよう．従来療法群と ECMO 群の死亡

数 Y_0 と Y_1 が，それぞれ確率パラメータ $\{\pi_0, N_0 = 1\}$ と $\{\pi_1, N_1 = 11\}$ を持つ 2 項分布に従うと仮定する．このとき，上の 2 つの命題は

$$\mathrm{H}_0 : \pi_0 = \pi_1, \quad \mathrm{H}_1 : \pi_0 > \pi_1$$

と表すことができる．H_0 と H_1 は，どちらも仮説（hypothesis）であることを表している．また，$\pi_0 < \pi_1$ という仮説は起こりえないこととする*1)．

この 2 つの仮説は一見対等にみえるが，統計学ではそのように扱わない．H_0 を帰無仮説（null hypothesis）と呼んで，特別な役割を与える．つまり，まず帰無仮説に注目し，データが帰無仮説に反する証拠を与えるかを考えるのである．一方で，H_1 は対立仮説（alternative hypothesis）と呼ばれ，積極的に否定することはしない．

■ 6.1.2 α エラーと β エラー

次に問題になるのは，データが帰無仮説に反する証拠をどの程度与えたら，帰無仮説を棄却するかという基準である．この基準を定めるにあたって求められるのは，判断を誤る確率を小さくすることである．

ミシガン ECMO 試験の真実は「ECMO を用いて治療することによって死亡割合を減らすことができる」と「死亡割合は変わらない」の 2 通りがある．一方で，判断の結果も「帰無仮説を棄却する」と「帰無仮説を棄却しない」の 2 通りである．これらの組み合わせは 2×2 の 4 通りである．このうち判断を誤ってしまうケースは 2 つある．すなわち，帰無仮説が正しいときそれを棄却する誤りと，帰無仮説が間違っているときそれを棄却しない誤りである．仮説検定では，前者を α エラー，後者を β エラーと呼ぶ．また，β エラーを 1 から引いたものを検出力（power）という．

直感的にいえば，サンプルサイズが大きくなるほど判断を誤りにくくなる．しかし特定のサンプルサイズの下では α エラーと β エラーの両方をゼロにすることはできない．そこで通常は，α エラーを優先して，事前に決めた水準よりも小さく保たれるような判定方式を用いる．この水準のことを有意水準と呼ぶ．

具体的な手続きを定式化すると，以下のようになる．データのなんらかの要約指標（検定統計量）$t(Y_0, Y_1)$ を計算し，ある定数（棄却限界値）c と比較する．

---

*1) これを片側（one-sided）仮説という．一方で $\mathrm{H}_1 : \pi_0 \neq \pi_1$ という仮説を両側（two-sided）仮説という．

ここでは検定統計量が大きいほど，対立仮説が支持されるとする．そして，帰無仮説が正しいときに

$$\Pr[t(Y_0, Y_1) \geq c] \leq \alpha$$

を満たすように棄却限界値 c を設定する．ただし，この式における確率は帰無仮説の下でのものである．つまり，左辺は α エラーが生じる確率であり，右辺は事前に決めた有意水準 α である．

この方式では β エラーをコントロールすることはできないが，試験を計画する段階であればサンプルサイズを大きくすることで，α エラーを有意水準より小さくしつつ，β エラーを小さくすることができる．

■ 6.1.3 例．2 項分布の比較

ECMO 臨床試験のように，2 群のアウトカムがそれぞれ 2 項分布に従い，それぞれの確率パラメータ π_0 と π_1 を比較するとき，検定統計量として

$$t(Y_0, Y_1) = \frac{\widehat{\pi_1} - \widehat{\pi_0}}{\mathrm{SE}}$$

が用いられる．ここで，$\widehat{\pi_1} - \widehat{\pi_0}$ はリスク差の最尤推定量であり，SE はその標準誤差

$$\mathrm{SE} = \sqrt{\frac{\widehat{\pi_0}(1 - \widehat{\pi_0})}{N_0} + \frac{\widehat{\pi_1}(1 - \widehat{\pi_1})}{N_1}}$$

である．もともと対立仮説を考えていたから，この場合は，$t(Y_0, Y_1)$ がマイナス方向に小さい方が，対立仮説が支持される．

5 章で述べたように，リスク差の最尤推定量には，漸近正規性という性質がある．これを利用すれば，検定統計量 $t(Y_0, Y_1)$ もまた帰無仮説の下で漸近的に標準正規分布に従う．したがって，仮に α エラーを 5%に制御したいとしたら，棄却限界値は標準正規分布の 5%点の -1.64 となる．

$$\Pr[t(Y_0, Y_1) \leq -1.64] \approx 0.05$$

■ 6.1.4 例．イカサマコインのロジック

仮説検定を抽象的に考えるととっつきにくいかもしれない．そこで，例え話で仮説検定のロジックを説明しよう．コイン投げをして，6 回連続で同じ面が出たとする．このコインはイカサマコインだろうか．

表が出る確率が 1/2 という帰無仮説を立てよう．帰無仮説の下で 6 回連続で

表の確率は $(1/2)^6 = 0.0156$ である．6 回連続で裏の確率は同じく 0.0156 である．このような極端なデータが得られる確率は，足して $p = 0.0312$ ときわめて低い．すなわち，データから帰無仮説に反する証拠が得られたから，このコインにはイカサマがあると判断する（帰無仮説を棄却する）．これが仮説検定のロジックである．

この例で計算している指標（検定統計量）が，実は p 値であり，片側 p 値は 0.0156，両側 p 値は 0.0312 である．棄却限界値は $c = 0.05$ と設定し，$p < 0.05$ を有意とすることが医学では多い．コイン投げの回数（サンプルサイズ）が増えるほど，判断を誤る確率が減るのはもちろんである．

■ 6.1.5 p 値の計算

実際の医学研究では棄却限界値の代わりに，より解釈しやすい指標である p 値が報告される．p 値は，検定統計量の確率分布を考えたとき，検定統計量の実現値よりも大きい値をとる上側確率のことである．

ここでは後述する尤度に基づく 3 種類の検定で，どのように p 値を計算するかについて述べよう．これらの検定はいずれも両側検定で，検定統計量 $t(Y)$ は帰無仮説の下で χ^2 分布に従う．検定統計量の実現値が $t(y) = \chi^2$ という値だったとしよう．参照すべき χ^2 分布の確率密度関数を $p(y; q)$ で表すと，p 値は上側確率

$$p = \int_{\chi^2}^{\infty} p\,(y; q)\, dy$$

で定義される．ここで q は χ^2 分布の自由度であり，関心のあるパラメータ数

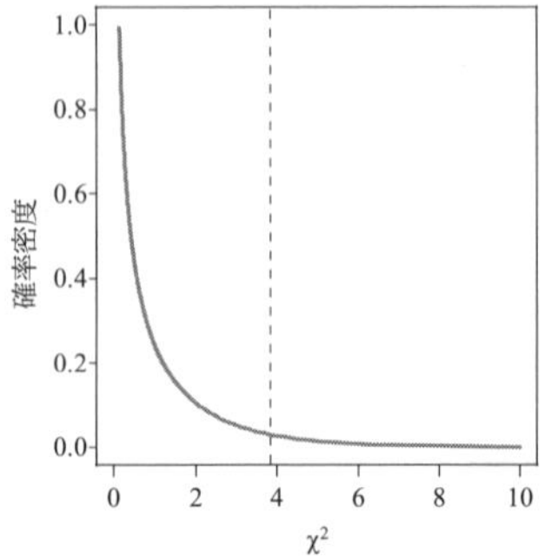

図 6-1 自由度 1 の χ^2 分布の確率密度関数
破線は 95%点

によって決まる．自由度 1 の χ^2 分布の密度関数を図 6-1 に示す．この χ^2 分布の 95%点は 3.84 だから，図でいえば，p 値は 3.84 より右の曲線下面積に相当する．同じことだが，自由度 1 で有意水準 5%のとき，$\chi^2 > 3.84$ であれば帰無仮説は棄却される．

3 章で，対数尤度関数が頂点から 1.92 だけ下がった範囲は，95%信頼区間に対応していると述べた．これは，有意水準 5%の検定で棄却されない区間が 95%信頼区間になることを利用した結果である．

p 値の実現値は確率変数である

「実際の医学研究で数字として目にする p 値は確率ではない」ということを知っておいてほしい．統計学の論理では p 値は確率として定義される．これはあくまで数学的概念としての p 値である．一方で，数字としての p 値は，検定統計量を変換して計算された，データの要約指標の一種である．確率変数といってもよい．確率変数であるからにはなんらかの確率分布に従う．

特に気を付けてほしいのは，サンプルサイズが小さいとき，p 値の確率的変動は不安定で，到底信頼できるものではないということである．仮説検定の目標は α エラーと β エラーを制御することであって，適切なサンプルサイズ設計がなされていることが前提である．p 値を数学的概念とだけ認識していると，このことに気付きにくい．

医学研究では，p 値のことを有意確率などと言い換えてありがたがることがある．しかしデータの要約指標という意味では，推定値や信頼区間など大差はないのだから，特別扱いすべきではない．むしろ，信頼区間の方が，情報量が多くデータを理解するために役に立つ．

■ 6.1.6 尤度比検定，Wald 検定，スコア検定

最尤法に基づいて構成される検定には，尤度比検定，Wald 検定，スコア検定の 3 つがある．どれも一般化線型モデルの推測ではよく用いられる[*2)]．

まずは，これらの検定の帰無仮説と対立仮説を考えよう．確率分布に含まれ

*2) 最尤法では 3 種類の漸近検定が利用できる．それでは，どの手法を用いるべきだろうか．医学研究のたいていの状況では，尤度比検定・スコア検定に比べて，Wald 検定の性能が落ちるといわれている．スコア検定がよいのは，医学研究はたいてい帰無仮説の近傍（つまり差がゼロに近い状況）で行われるからである．理論的には，サンプルサイズが大きければどれも似た結果をもたらすはずであって，3 種類の検定から得られた結果が大きく食い違うとしたら，それは正規近似の精度が悪いことを示唆している．その場合には，正確な検定を用いるべきか検討した方がよい．

るパラメータが複数のとき，研究仮説は一部のパラメータだけに関するもので，それ以外のパラメータには関心がないことが一般的である．そこで，全パラメータを含むベクトル $\boldsymbol{\theta}$ を $\boldsymbol{\theta} = (\boldsymbol{\beta}_0, \boldsymbol{\beta}_1)^T$ と分割して扱う．最初から $p-q$ 番目までの要素 $\boldsymbol{\beta}_0$ に関心があり，それ以降の $\boldsymbol{\beta}_1$ を局外パラメータ（nuisance parameter）とする．

帰無仮説と対立仮説は，それぞれ

$$\mathrm{H}_0 : \boldsymbol{\theta} = \begin{pmatrix} \mathbf{0} \\ \boldsymbol{\beta}_1 \end{pmatrix}$$

$$\mathrm{H}_1 : \boldsymbol{\theta} = \begin{pmatrix} \boldsymbol{\beta}_0 \\ \boldsymbol{\beta}_1 \end{pmatrix} \neq \begin{pmatrix} \mathbf{0} \\ \boldsymbol{\beta}_1 \end{pmatrix}$$

と表される．なお，これらの仮説は両側仮説を考えており，ここでは片側検定は扱わない．関心のあるパラメータ $\boldsymbol{\beta}_0$ がベクトルだと，片側検定を特別なものと考えても仕方ないからである．

尤度比検定統計量

尤度原理によると，尤度関数はデータがその値を支持する度合いを表している．尤度比検定は，対立仮説が支持される度合いを，尤度比によって測る手法である．対立仮説の下でのモデルは，帰無仮説よりもパラメータの数が多くてデータに当てはまりやすい．そのため，対立仮説の下での尤度関数の最大値は，帰無仮説の最大値よりも高くなるのは当然である．どのくらい高かったら意味のある差なのかは，χ^2 分布を基準にして判断される．

対立仮説の下での対数尤度を $\max_{\mathrm{H}_1} l(\boldsymbol{\theta}) = l(\widehat{\boldsymbol{\theta}}_1)$ と表す．$\max_{\mathrm{H}_1} l(\boldsymbol{\theta})$ と $\widehat{\boldsymbol{\theta}}_1$ は，通常の最大対数尤度と最尤推定量と思ってよい．また，帰無仮説の下での対数尤度を $\max_{\mathrm{H}_0} l(\boldsymbol{\theta}) = l(\widehat{\boldsymbol{\theta}}_0)$ とする．$\max_{\mathrm{H}_0} l(\boldsymbol{\theta})$ は，$\boldsymbol{\beta}_0 = 0$ という制約の下での，対数尤度 $l(\boldsymbol{\theta}) = l(\boldsymbol{\beta}_0 = 0, \boldsymbol{\beta}_1)$ の最大値のことを意味する．$\widehat{\boldsymbol{\theta}}_0$ はその制約下での最尤推定量である．もちろん $\widehat{\boldsymbol{\theta}}_0$ はベクトルで，その要素として $\boldsymbol{\beta}_0 = 0$ が含まれる．これらを用いて，対数尤度比統計量は

$$\chi^2_{\mathrm{LR}} = 2[l(\widehat{\boldsymbol{\theta}}_1) - l(\widehat{\boldsymbol{\theta}}_0)]$$

と定義される．対数尤度比統計量の性質として以下の定理が成り立つ．前述したように，χ^2 分布に従う検定統計量から p 値が計算できる．

定理 6-1 対数尤度比統計量の漸近分布

帰無仮説と対立仮説の下での対数尤度をそれぞれ次のようにする.

$$\max_{\mathrm{H}_0} l(\boldsymbol{\theta}) = l(\widehat{\boldsymbol{\theta}}_0)$$

$$\max_{\mathrm{H}_1} l(\boldsymbol{\theta}) = l(\widehat{\boldsymbol{\theta}}_1)$$

パラメータの数を q と p と表す. 対数尤度比統計量

$$\chi^2_{\mathrm{LR}} = 2[l(\widehat{\boldsymbol{\theta}}_1) - l(\widehat{\boldsymbol{\theta}}_0)]$$

は, 漸近的に自由度 $p-q$ の χ^2 分布に従う.

Wald 検定統計量

Wald 検定は, $\widehat{\boldsymbol{\beta}}_0$ の漸近分布が多変量正規分布に従うことを利用する手法である. すなわち

$$\chi^2_{\mathrm{Wald}} = \widehat{\boldsymbol{\beta}}_0^T \mathrm{Cov}^{-1}(\widehat{\boldsymbol{\beta}}_0)\widehat{\boldsymbol{\beta}}_0$$

は漸近的に自由度 $p-q$ の χ^2 分布に従う. ここで分散共分散行列は, 対立仮説の下で評価した Fisher 情報行列 $\boldsymbol{I}(\widehat{\boldsymbol{\theta}}_1)$ を用いて

$$\mathrm{Cov}(\widehat{\boldsymbol{\beta}}_0) = (\mathbf{0} \quad \mathbf{1})\boldsymbol{I}^{-1}(\widehat{\boldsymbol{\theta}}_1)\begin{pmatrix}\mathbf{0}\\ \mathbf{1}\end{pmatrix}$$

のように求める. 状況によっては Fisher 情報行列の代わりに観測情報行列を用いることもある.

スコア検定統計量

スコア検定は, 帰無仮説の下でのスコア統計量に注目した手法である. 対立仮説の最尤推定量においてスコア関数は $\boldsymbol{U}(\widehat{\boldsymbol{\theta}}_1) = 0$ を満たす. 仮に帰無仮説が正しいとしたら, 帰無仮説の下での最尤推定量 $\widehat{\boldsymbol{\theta}}_0$ をスコア関数に代入したとしても, ゼロに近いと期待できる. 実際, 中心極限定理より

$$\boldsymbol{U}(\widehat{\boldsymbol{\theta}}_0) \xrightarrow{d} N(\mathbf{0}, \boldsymbol{I}^{-1})$$

が成り立つ. そこで, スコア検定統計量を

$$\chi^2_{\mathrm{Score}} = \boldsymbol{U}(\widehat{\boldsymbol{\theta}}_0)^T \boldsymbol{I}^{-1}(\widehat{\boldsymbol{\theta}}_0)\boldsymbol{U}(\widehat{\boldsymbol{\theta}}_0)$$

と定義する. この統計量は, 漸近的に自由度 $p-q$ の χ^2 分布に従う. これを利用して, χ^2 分布を参照して, χ^2_{Score} より極端な値が生じる裾側確率を求めることで, 両側 p 値を得ることができる.

■ 6.1.7 事例：2 値アウトカムの臨床試験の解析 1

ミシガン大学で行われた ECMO 臨床試験のデータ（1.5 節）に，尤度比検定を適用するとどうなるだろうか．従来療法群と ECMO 群の死亡の有無が，それぞれ確率パラメータ $\{\pi_0, N_0 = 1\}$ と $\{\pi_1, N_1 = 11\}$ を持つ 2 項分布に従うと仮定する．帰無仮説と対立仮説は，それぞれ

$$\mathrm{H}_0 : \begin{pmatrix} \pi_0 \\ \pi_1 - \pi_0 \end{pmatrix} = \begin{pmatrix} \pi_0 \\ \beta \end{pmatrix} = \begin{pmatrix} \pi_0 \\ 0 \end{pmatrix}$$

$$\mathrm{H}_1 : \begin{pmatrix} \pi_0 \\ \beta \end{pmatrix} \neq \begin{pmatrix} \pi_0 \\ 0 \end{pmatrix}$$

と表すことができる．

帰無仮説の下での対数尤度は

$$l(\pi_0) = 1 \times \log(\pi_0) + (12 - 1)\log(1 - \pi_0)$$

という 2 項尤度である．これに最尤推定量を代入すれば

$$\max_{\mathrm{H}_0} l(\pi_0) = 1 \times \log(1/12) + 11 \times \log(11/12) = -3.44$$

が得られる．一方で対立仮説の下では，2 項尤度の和になって

$$l(\pi_0, \pi_1) = 0 \times \log(\pi_0) + 1 \times \log(1 - \pi_0) + 11 \times \log(\pi_1) + 0 \times \log(1 - \pi_1)$$

となり

$$\max_{\mathrm{H}_1} l(\pi_0, \pi_1) = 0$$

という結果になる．これを合わせれば対数尤度比統計量は

$$\chi^2_{\mathrm{LR}} = 6.88$$

と計算される．

この値は自由度 1 の χ^2 分布の棄却限界値 3.84 より大きく，p 値を求めると $p < 0.01$ となる．そのため帰無仮説は棄却される．

これがランダム化臨床試験における典型的な 2 値アウトカムの解析である．しかし，このケースに限ってこの解析は誤りである．その理由は 2 つある．まず，サンプルサイズが小さすぎて χ^2 分布への近似精度が悪い．また，ミシガン ECMO 試験は特殊な研究デザイン（アウトカム適応的ランダム化）を採用しているため，それを無視して尤度比検定を用いるのは適切ではない．

6.2 信頼区間

■ 6.2.1 Wald 検定と Wald 信頼区間の関係

よい信頼区間を構成するための一般的な原理として，検定と信頼区間の対応関係を用いることができる．つまり，両側有意水準 α の検定で棄却されないパラメータの値の集合を求められれば，それが信頼水準 $1-\alpha$ の信頼区間になる．この原理を用いることで，尤度比検定，Wald 検定，スコア検定のいずれもそれに対応する信頼区間が構成される．

特に Wald 法は，Fisher 情報行列または観測情報行列が計算できれば，パラメータが複数のときも少ない計算手順で信頼区間を求めることができる．具体的にいえば，最尤推定量 $\widehat{\boldsymbol{\theta}}$ の j 番目の要素を $\widehat{\theta}_j$ とすると，その標準誤差は $\boldsymbol{i}^{-1}(\widehat{\boldsymbol{\theta}})$ の j 行 j 列の要素によって推定できるから，$\widehat{\boldsymbol{\theta}}$ と $\boldsymbol{i}^{-1}(\widehat{\boldsymbol{\theta}})$ の値があればじゅうぶんである．

ここでひとつ注意がある．Wald 法は最尤推定量周りの 2 次関数で近似する手法だから，推定量自体とは違って，信頼区間は不変性を持たない．人年法の信頼区間を計算するとき対数変換を用いたことを思い出してほしい．どうせパラメータの置き方は自由なのだから，近似精度が高くなるようにパラメータを特定のスケールに変換しておいて，Wald 信頼区間を求め，それを元のスケールに逆変換した方がよい．このとき用いられる手法をデルタ法という．

■ 6.2.2 デルタ法による分散の近似

パラメータ θ を滑らかな関数 $\beta = g(\theta)$ を用いて変換するとき，一次の Taylor 展開を用いれば

$$g(\widehat{\theta}) = g(\theta) + g'(\theta)(\widehat{\theta} - \theta) + \text{remainder}$$

が得られる．ここで remainder は剰余項である．この項を無視すれば，変換後の推定量の分散は $\mathrm{Var}[g(\widehat{\theta})] \approx [g'(\theta)]^2 \mathrm{Var}(\widehat{\theta})$ で近似できる．これをデルタ法という．パラメータが複数のときに拡張した結果を以下に示す．

デルタ法

推定量 $\widehat{\boldsymbol{\theta}}$ が漸近的に

$$\sqrt{N}(\widehat{\boldsymbol{\theta}} - \boldsymbol{\theta}) \xrightarrow{d} N(\mathbf{0}, \boldsymbol{\Sigma})$$

という多変量正規分布に従うとする．パラメータを $\boldsymbol{\beta} = g(\boldsymbol{\theta})$ というように変換したい．$g(\boldsymbol{\theta})$ が微分可能で，導関数 $\boldsymbol{G}(\boldsymbol{\theta}) = \partial g(\boldsymbol{\theta}) / \partial \boldsymbol{\theta}$ を持つとする．そのときパラメータ変換後の値も，漸近的に多変量正規分布に従う．

$$\sqrt{N}[g(\widehat{\boldsymbol{\theta}}) - g(\boldsymbol{\theta})] \xrightarrow{d} N[\mathbf{0}, \boldsymbol{G}(\widehat{\boldsymbol{\theta}})^T \boldsymbol{\Sigma} \boldsymbol{G}(\widehat{\boldsymbol{\theta}})]$$

■ 6.2.3　例：2つの推定量の比

2次元のパラメータ

$$\boldsymbol{\theta} = \begin{pmatrix} \theta_1 \\ \theta_2 \end{pmatrix}$$

の分散共分散行列を

$$\mathrm{Var}(\widehat{\boldsymbol{\theta}}) = \begin{pmatrix} A & B \\ B & C \end{pmatrix}$$

とする．$\widehat{\boldsymbol{\theta}}$ を関数

$$\beta = g(\boldsymbol{\theta}) = \frac{\theta_1}{\theta_2}$$

を用いて変換するとき，$\widehat{\beta}$ の分散はどうなるだろうか．

デルタ法から分散を求めるには

$$\frac{\partial g(\boldsymbol{\theta})}{\partial \boldsymbol{\theta}} = \begin{pmatrix} \partial g(\boldsymbol{\theta}) / \partial \theta_1 \\ \partial g(\boldsymbol{\theta}) / \partial \theta_2 \end{pmatrix} = \begin{pmatrix} 1/\theta_2 \\ -\theta_1/\theta_2^2 \end{pmatrix}$$

が必要になる．これを用いて

$$\mathrm{Var}(\widehat{\beta}) = \begin{pmatrix} 1/\widehat{\theta}_2 \\ -\widehat{\theta}_1/\widehat{\theta}_2^2 \end{pmatrix}^T \begin{pmatrix} A & B \\ B & C \end{pmatrix} \begin{pmatrix} 1/\widehat{\theta}_2 \\ -\widehat{\theta}_1/\widehat{\theta}_2^2 \end{pmatrix} = \frac{A}{\widehat{\theta}_2^2} - \frac{2\widehat{\theta}_1 B}{\widehat{\theta}_2^3} + \frac{\widehat{\theta}_1^2 C}{\widehat{\theta}_2^4}$$

が得られる．

定理の証明

定理 6-1 の証明 対数尤度関数を，最尤推定量周りで Taylor 展開すると

$$l(\boldsymbol{\theta}) = l(\widehat{\boldsymbol{\theta}}_1) + (\widehat{\boldsymbol{\theta}}_1 - \boldsymbol{\theta})^T \boldsymbol{U}(\widehat{\boldsymbol{\theta}}_1) - \frac{1}{2}(\widehat{\boldsymbol{\theta}}_1 - \boldsymbol{\theta})^T \boldsymbol{i}(\widehat{\boldsymbol{\theta}}_1)(\widehat{\boldsymbol{\theta}}_1 - \boldsymbol{\theta}) + \text{remainder}$$

ここで，最尤推定量は，スコア方程式の解だから，$\boldsymbol{U}(\widehat{\boldsymbol{\theta}}_1) = \boldsymbol{0}$ である．また，観測情報行列 $\boldsymbol{i}(\widehat{\boldsymbol{\theta}}_1)$ は，サンプルサイズが大きければ Fisher 情報行列 $\boldsymbol{I}(\boldsymbol{\theta}_1)$ に収束する．よって

$$2[l(\widehat{\boldsymbol{\theta}}_1) - l(\boldsymbol{\theta})] \approx (\widehat{\boldsymbol{\theta}}_1 - \boldsymbol{\theta})^T \boldsymbol{I}(\boldsymbol{\theta}_1)(\widehat{\boldsymbol{\theta}}_1 - \boldsymbol{\theta})$$

という近似が得られる．最尤推定量の漸近正規性により，$(\widehat{\boldsymbol{\theta}}_1 - \boldsymbol{\theta})^T \boldsymbol{I}(\boldsymbol{\theta}_1)(\widehat{\boldsymbol{\theta}}_1 - \boldsymbol{\theta})$ は漸近的に自由度 q の χ^2 分布に従う．同じ議論から，$2[l(\widehat{\boldsymbol{\theta}}_0) - l(\boldsymbol{\theta})]$ は，漸近的に自由度 p の χ^2 分布に従う．Cochran の定理から，その差もまた漸近的に自由度 $p-q$ の χ^2 分布に従う．

統計的有意性と p 値に関する ASA 声明

p 値は有用な指標だが，それを用いることの弊害もある．それは p 値だけに注目してしまい，他の重要な情報や結果がないがしろにされる傾向が強いことである．質の高い研究デザインの下で研究を実施し，研究対象となっている現象やデータをじゅうぶんに理解した上で，少なくとも適切なデータの要約（たとえば記述統計量やグラフ）を伴わなければ，p 値の本来の意味を解釈することはできない．American Statistical Association（アメリカ統計学会）は 2016 年に出した声明で，以下の 6 つの原則を示している．

1）p 値はデータと特定の統計モデルが矛盾する程度を示す指標のひとつである
2）p 値は，調べている仮説が正しい確率や，データが偶然のみで得られた確率を測るものではない
3）科学的な結論や，ビジネス，政策における決定は，p 値がある値（有意水準）を超えたかどうかにのみ基づくべきではない
4）適正な推測のためには，すべてを報告する透明性が必要である
5）p 値や統計的有意性は，効果の大きさや結果の重要性を意味しない
6）p 値は，それだけでは統計モデルや仮説に関するエビデンスの，よい指標とはならない

7 小標本のための手法

医学研究は，大規模にデータが集められる理想的な状況でのみ行われるわけではない．ミシガン ECMO 試験のようにサンプルサイズが小さいこともある．このとき，最尤法の前提条件が満たされないため，それに代わる手法が必要になる．この章で述べられるのは小標本しか得られない状況への対処法である．統計学の文献では多くのテクニックや統計手法が提案されてきたが，ごく大まかにいえば変数変換，正確な確率計算，ペナルティ付き尤度という 3 つのアプローチに大別できる．具体的な手法として，2 値データのための信頼区間の構成方法を 3 つ紹介する．

キーワード	Agresti 法，Clopper–Pearson 法，正確な確率計算，Bayes 流の推測，ペナルティ付き尤度，変数変換，Mid-p 法
事　例	ハーバード ECMO 試験，ミシガン ECMO 試験

7.1 変数変換，正確な確率計算，ペナルティ付き尤度[*1)]

Wald 信頼区間は，汎用性が高く計算負荷が小さいため，ソフトウェアのデフォルトになっていることが多い．しかし，サンプルサイズが小さいと正規分布への近似精度が落ちる．目安として，2 値データ・計数データ・生存時間データの解析では，パラメータの数のおよそ 5 倍のイベント数が観察できない場合は，別の手法を検討すべきである．

これまで統計学の文献で提案されてきたアプローチは 3 つに大別できる．第一のアプローチは，すでに述べたパラメータ変換である．第二のアプローチと

[*1)] 紙面の都合のため，この章で紹介できた手法は 2 値データのための信頼区間の構成方法に限られている．この手法を優先したのは小標本が問題になる典型的な状況が 2 値データだからである．それ以外のデータについては，ペナルティ付き尤度または Bayes 流の推測を応用するアプローチがよい．

して，近似は行わず，正確な確率計算によって，信頼区間を構成したり，p 値を計算したりすることもできる．ただし，パラメータの数が多い一般化線型モデルでは，このアプローチは計算負荷が大きい．そこで実践的に重要になるのはペナルティ付き尤度を用いるアプローチである．

7.2 Clopper–Pearson 信頼区間

実際のデータ解析では，2 値データの割合 π の信頼区間を求める問題によく遭遇する．このとき有用なのが正確な信頼区間（Clopper–Pearson 信頼区間）である（Clopper and Pearson 1934）．この信頼区間の下側限界は，2 項分布に従う確率変数の実現値を y，信頼係数を α とすると，2 項分布の確率関数を含む方程式

$$\sum_{i=0}^{y} \Pr(Y = i; \pi, N) = \frac{\alpha}{2}$$

を π について解くことで得られる．この方程式を直接解くのは面倒である．だが，2 項分布と F 分布の分布関数には，以下の関係があることが知られていて，これを利用することができる．

$$\sum_{i=0}^{y} \Pr(Y = i; \pi, N) = \Pr\left[F < \frac{(N-y+1)\pi}{y(1-\pi)}\right]$$

ここで F は，F 分布に従う確率変数を表す．これを π について解いて，Clopper–Pearson の下側限界

$$100\,(1-\alpha)\,\%\ \text{lower limit} = \frac{y}{y+(N-y+1)F_{\alpha/2}}$$

が導かれる．ここで，$F_{\alpha/2}$ は自由度 $2(N-y+1)$ と $2y$ を持つ F 分布の $100(1-\alpha/2)$ パーセント点である．上側限界は

$$\sum_{i=y}^{N} \Pr(Y = y; \pi, N) = \frac{\alpha}{2}$$

と定義され，同じように F 分布を参照することで計算できる．

7.3 Mid-p 法

一般に，正確な手法は，参照する確率分布が離散分布であるため，指定した

水準通りの確率計算ができず，保守的になることがある[*2)]．このような離散検定の特徴は，Mid-p 法を用いることで補正することができる（Lancaster 1949）．Mid-p 法とは，信頼区間や p 値の計算において，裾側確率 $\Pr(Y \leq y)$ の代わりに，観測データが生じる 1 点の確率の半分だけ減らした，$\Pr(Y < y) + \Pr(Y = y)/2$ を用いる手法である．

Mid-p 法で補正した Clopper–Pearson 信頼区間の上側限界と下側限界は，それぞれ

$$\sum_{i=0}^{y-1} \Pr(Y = i; \pi, N) + \frac{1}{2}\Pr(Y = y; \pi, N) = \frac{\alpha}{2}$$

$$\sum_{i=y+1}^{N} \Pr(Y = i; \pi, N) + \frac{1}{2}\Pr(Y = y; \pi, N) = \frac{\alpha}{2}$$

の解として定義される．つまり，裾側確率の計算において，確率の半分つまり $\Pr(Y = y; \pi, N)/2$ だけ加えないことで，p 値を小さく（有意になりやすく）補正するのである．

7.4 事例：2 値アウトカムの臨床試験の解析 2

ミシガン ECMO 試験の次に行われた ECMO 臨床試験（ハーバード ECMO 試験）の第 2 ステージでは，ECMO により治療を受けた 20 人中 1 人が死亡した（O'Rourke, et al. 1989）．このデータから，死亡割合の 95%Wald 信頼区間を求めると

$$95\%\ \mathrm{CI} = 0.05 \pm 1.96\sqrt{0.05(1 - 0.05)/20} = [-0.046,\ 0.146]$$

となる．このように，2 項確率の 95%Wald 信頼区間は，[0, 1] の範囲を越えることがある．一方で，95%Clopper–Pearson 信頼区間を計算すると，正確な手法と Mid-p 法の結果はそれぞれ [0.001, 0.249] と [0.003, 0.223] となる．このように Wald 信頼区間と Clopper–Pearson 信頼区間は，サンプルサイズが小さいときかなり異なる結果を与える．

[*2)] 信頼区間が広すぎたり，検定が過度に有意になりにくかったりする傾向を保守的（conservative）という．たとえば 95%信頼区間であれば，その区間が広く，言い換えれば真値を含む確率が 95%より高いことをいう．

7.5 ペナルティ付き尤度

正確な手法よりも汎用的なアプローチとしてペナルティ付き尤度[*3)]がある．これらの手法は，対数尤度関数にペナルティ項（正則化項）を追加した

$$pl(\boldsymbol{\theta}) = l(\boldsymbol{\theta}) + \text{penalty}$$

に基づいて推測を行う．Bayes 流の推測では本質的に，ペナルティ項として事前分布の対数が用いられている．それ以外にもよい性質を持つペナルティ項としてさまざまなものが考えられる．

歴史的に 2 項分布の推測のためによく用いられてきたのは，ベータ分布に由来するペナルティ項である．2 項尤度

$$l(\pi) = y\log(\pi) + (N - y)\log(1 - \pi)$$

に，ベータ分布の確率密度関数の対数を加えると

$$\begin{aligned} pl(\pi) &= y\log(\pi) + (N - y)\log(1 - \pi) + (a - 1)\log(\pi) + (b - 1)\log(1 - \pi) \\ &= (y + a - 1)\log(\pi) + (N - y + b - 1)\log(1 - \pi) \end{aligned}$$

となる．これは，2 項分布の 0 または 1 が出現した回数に，それぞれ a と b を足したときの対数尤度関数と同じものである．ベータ分布は，共役事前分布といって，ペナルティを付けた後も，関数形は 2 項尤度の形式のまま変わらないという特性がある．a と b に小さな値を加えただけで，Wald 信頼区間の性能をかなり改善することができる．Agresti（2000）によれば，$a = b = 2$ を用いた

$$\widehat{\pi} = \frac{y + 2}{N + 4}, \quad 95\%\ \mathrm{CI} = \widehat{\pi} \pm 1.96\sqrt{\frac{\widehat{\pi}(1 - \widehat{\pi})}{N + 4}}$$

は，ほとんどあらゆる状況で 95%Wald 信頼区間よりも優れている．これを Agresti（アグレスティ）信頼区間という．また，Gart and Zweifel（1967）は，対数オッズ $\theta = \log[\pi/(1 - \pi)]$ の推定においていくつかの推定量を検討した結果，$a = b = 1/2$ というわずかな補正を加えた

$$\widehat{\theta} = \log\left(\frac{y + 1/2}{N - y + 1/2}\right)$$

---

*3) ペナルティ付き尤度は統計学のさまざまな分野で使われてきたテクニックである．そのため，文脈に応じて，正則化（reguralization），縮小推定（shrinkage），Bayes 推定と呼ばれることもある．

$$95\%\ \mathrm{CI} = \widehat{\theta} \pm 1.96\sqrt{\frac{1}{y+1/2} + \frac{1}{N-y+1/2}}$$

を推奨している．この推定量・標準誤差は，最尤法によるものより，サンプルサイズが増えると真値に速く収束することがわかっている．これらの手法は，a と b の選択に恣意性を感じるかもしれないが，$y=0$ または $y=N$ のときにも計算できるという点で魅力的である．

サンプルサイズに比べてパラメータの数が多いとき，正確な手法は計算負荷が大きい．それに対して，ペナルティ付き尤度は，パラメータの数が増えたり，モデルが複雑になったりしても，Bayes 推測の枠組みで拡張することができる．特に，小規模な研究で 2 値データに一般化線型モデルを当てはめるときには，事前分布として Cauchy 分布を用いた Bayes 流のロジスティック回帰が推奨されている（Gelman, et al. 2008）．

7.6 事例：2 値アウトカムの臨床試験の解析 3

ミシガン ECMO 試験では，ECMO 群と従来療法群の死亡割合は，それぞれ 0%と 100%で，数字上は大きな差があった．しかしこの場合は，試験デザインが特殊で，サンプルサイズが非常に小さい．このようなときどのように解析すればよいだろうか．この場合は，仮説検定の性能が保証されないから，死亡割合に差がないという帰無仮説が棄却されるかどうかで結論を下すべきではない．観察された死亡割合にどれくらいの誤差があるかを表示した方が有益である．

表 7-1 に，4 通りの手法で求めた 95%信頼区間を示す．Clopper–Pearson 法，Mid-p 法，Agresti 法のいずれも，従来療法群の信頼区間の幅は非常に広い．これは，1 人しかいない従来療法群の患者が偶然によって死亡したという可能性が否定できないことを示している．

表 7-1　ミシガン ECMO 試験データにおける信頼区間の比較

	ECMO		従来療法	
	割合	95%信頼区間	割合	95%信頼区間
Wald 法	0%	推定不能	100%	推定不能
Clopper–Pearson 法	0%	0 ~ 28.5%	100%	2.5 ~ 100%
Mid-p 法	0%	0 ~ 23.8%	100%	5.0 ~ 100%
Agresti 法	0%	0 ~ 30.5%	100%	17.1 ~ 100%

演 習 問 題

〈Agresti **信頼区間**〉

問 1　対象者数 10 人の臨床試験において，2 人が死亡した．死亡割合の 95%Wald 信頼区間と 95%Agresti 信頼区間として，正しい組み合わせを選べ．ただし，数値は 3 桁で丸めてある．

(A) Wald CI = [0, 0.448],　Agresti CI = [0.05, 0.522]

(B) Wald CI = [− 0.05, 0.448], Agresti CI = [0.05, 0.522]

(C) Wald CI = [0.05, 0.522],　Agresti CI = [0, 0.448]

(D) Wald CI = [0.05, 0.522],　Agresti CI = [− 0.05, 0.448]

8 デザイン行列とコーディング

この章は一般化線型モデルの準備であり，共変量データの行列表現（デザイン行列）について説明する．デザイン行列のコーディングの数値例がいくつか示される．

キーワード　交互作用，高次の項，ダミー変数，デザイン行列

8.1 デザイン行列

一般化線型モデルは，アウトカム Y とその確率分布を規定する共変量 $X_1, X_2, \ldots, X_{p-1}$ の関係を表現したものである．具体的には，Y の条件付期待値が，リンク関数 $g(x)$ を通じて

$$g[\mathrm{E}(Y_i|\boldsymbol{X}_i)] = \beta_0 + \beta_1 X_{i1} + \beta_2 X_{i2} + \cdots + \beta_{p-1} X_{i,p-1}$$

という構造を仮定する．共変量の指定の仕方が違えば，根本的に異なるモデルを当てはめることになる．だから第一に，N 人の対象者から得られたデータがあるとき，ベクトルでどのように表記し，プログラム上でどのようにコーディングするかを知っておかなければならない．

結果変数とパラメータをそれぞれ N 次元または p 次元の縦ベクトル

$$\boldsymbol{Y} = \begin{pmatrix} Y_1 \\ \vdots \\ Y_N \end{pmatrix}, \quad \boldsymbol{\beta} = \begin{pmatrix} \beta_0 \\ \vdots \\ \beta_{p-1} \end{pmatrix}$$

で表す．そして共変量はデザイン行列と呼ばれる $N \times p$ 行列 $\boldsymbol{X}$ で表す．すると冒頭のモデルは，N 人の対象者について

$$\begin{pmatrix} g[\mathrm{E}(Y_1|\boldsymbol{X}_1)] \\ \vdots \\ g[\mathrm{E}(Y_N|\boldsymbol{X}_N)] \end{pmatrix} = \boldsymbol{X\beta}$$

という関係を仮定していることになる．これは

$$\begin{pmatrix} g[\mathrm{E}(Y_1|\boldsymbol{X}_1)] \\ \vdots \\ g[\mathrm{E}(Y_N|\boldsymbol{X}_N)] \end{pmatrix} = \begin{pmatrix} \beta_0 + \beta_1 X_{11} + \beta_2 X_{12} + \cdots + \beta_{p-1} X_{1,p-1} \\ \vdots \\ \beta_0 + \beta_1 X_{N1} + \beta_2 X_{N2} + \cdots + \beta_{p-1} X_{N,p-1} \end{pmatrix}$$

をベクトル表記したものである．

8.2 連続データの扱い

もっとも単純なケースは，共変量が連続データ X_1 のみのモデルであり，これを単回帰という．リンク関数として $g(x) = x$ が用いられる（これを恒等関数という）．この単回帰のモデルは，対象者 i で代表させて

$$\mathrm{E}(Y_i|X_{i1}) = \beta_0 + \beta_1 X_{i1}$$

と書くこともあるし，N 人すべてを

$$\boldsymbol{X}_i = (1 \quad X_{i1})$$

$$\boldsymbol{\beta} = \begin{pmatrix} \beta_0 \\ \beta_1 \end{pmatrix}$$

を用いて

$$\begin{pmatrix} \mathrm{E}(Y_1|X_{11}) \\ \vdots \\ \mathrm{E}(Y_N|X_{N1}) \end{pmatrix} = \begin{pmatrix} \boldsymbol{X}_1\boldsymbol{\beta} \\ \vdots \\ \boldsymbol{X}_N\boldsymbol{\beta} \end{pmatrix} = \boldsymbol{X}\boldsymbol{\beta}$$

と表すこともできる．

共変量が連続データのとき，デザイン行列のコーディングが単位に依存することに注意しよう．それが煩わしいときは，X_1 に対応する共変量の平均が 0 になるように

$$\boldsymbol{X}_i = (1 \quad X_{i1} - \overline{X}_1)$$

というデザイン行列を用いたり，標準偏差が 1 になるように

$$\boldsymbol{X}_i = (1 \quad X_{i1}/\mathrm{SD})$$

とコーディングしたりする．$\overline{X}_1$ と SD は，それぞれ X_1 の平均と標準偏差で

ある．

もちろん Y と X_1 の関係が 1 次関数かどうかはわからない．仮に 2 次関数だとしたら単回帰ではなく重回帰

$$\mathrm{E}(Y_i|X_{i1}) = \beta_0 + \beta_1 X_{i1} + \beta_2 X_{i1}^2$$

となる．この式は X_1 の 2 次式だが，パラメータについては 1 次式という点に注意してほしい．一般化線型モデルとは，パラメータについて線型（linear）という意味であって，共変量の高次の項を含んでいて構わない．

$p-1$ 種類の共変量 $X_1, X_2, \ldots, X_{p-1}$ がすべて連続データのとき，古典的な重回帰分析は

$$\mathrm{E}(Y_i|\boldsymbol{X}_i) = \beta_0 + \beta_1 X_{i1} + \beta_2 X_{i2} + \cdots + \beta_{p-1} X_{i,p-1} = \boldsymbol{X}_i \boldsymbol{\beta}$$

というような表記になる．デザイン行列 $\boldsymbol{X}$ は切片項を含めた $N \times p$ 行列となるだろう．X_1 と X_2 の 2 次の項について考えてみよう．このとき，X_1^2 と X_2^2 の項を追加した

$$\mathrm{E}\,(Y_i|\boldsymbol{X}_i) = \beta_0 + \beta_1 X_{i1} + \beta_2 X_{i1}^2 + \beta_3 X_{i2} + \beta_4 X_{i2}^2 + \cdots + \beta_{p+1} X_{i,p-1}$$

という回帰式だけではなく，両者の積 $X_1\,X_2$ を含む

$$\mathrm{E}\,(Y_i|\boldsymbol{X}_i) = \beta_0 + \beta_1 X_{i1} + \beta_2 X_{i1}^2 + \beta_3 X_{i2} + \beta_4 X_{i2}^2 + \beta_5 X_{i1} X_{i2} + \cdots + \beta_{p+2} X_{i,p-1}$$

を考えることができる．この項を交互作用（interaction）や統計的交互作用（statistical interaction）という．

8.3 分類データの扱いとダミー変数

共変量が分類データを含むときは，0 または 1 の値をとるダミー変数を用いて，コーディングする必要がある．もっとも簡単な例として，コントロール群 N_0 人のアウトカム Y_1，$Y_2, \ldots, Y_{N0}$ と試験治療群 $N-N_0$ 人のアウトカム Y_{N0+1}，$Y_{N0+2}, \ldots, Y_N$ の平均を比較する状況を考えよう．リンク関数は $g(x)=x$ とする．2 群の平均をそれぞれ推定したいときには

$$\boldsymbol{X} = (\boldsymbol{X}_1 \quad \boldsymbol{X}_2) = \begin{pmatrix} 1 & 0 \\ \vdots & \vdots \\ 1 & 0 \\ 0 & 1 \\ \vdots & \vdots \\ 0 & 1 \end{pmatrix}, \quad \boldsymbol{\beta} = \begin{pmatrix} \mu_0 \\ \mu_1 \end{pmatrix}$$

というデザイン行列となる．コントロール群の平均は

$$\mathrm{E}(Y_i | X_{i1} = 1, X_{i2} = 0) = \mu_0,$$

試験治療群の平均は

$$\mathrm{E}(Y_i | X_{i1} = 0, X_{i2} = 1) = \mu_1$$

と表される．デザイン行列のコーディングによっては，2 群間の差を直接推定することもできる．このとき，デザイン行列とパラメータは

$$\boldsymbol{X} = \begin{pmatrix} 1 & 0 \\ \vdots & \vdots \\ \vdots & 0 \\ \vdots & 1 \\ \vdots & \vdots \\ 1 & 1 \end{pmatrix}, \quad \boldsymbol{\beta} = \begin{pmatrix} \mu_0 \\ \beta \end{pmatrix}$$

となる．この場合，β は試験治療群の平均がコントロール群に比べてどれくらい差があるかを表している．コントロール群の平均は

$$\mathrm{E}(Y_i | X_{i1} = 1, X_{i2} = 0) = \mu_0,$$

試験治療群の平均は

$$\mathrm{E}\,(Y_i | X_{i1} = 1, X_{i2} = 1) = \mu_0 + \beta$$

と表される．このように，ダミー変数は，0 でコーディングしたカテゴリーが比較の基準になる．この場合の X_{i1} は切片項に相当する．もし，2 群全体の平均を推定したければ

$$
\boldsymbol{X} = \begin{pmatrix} 1 & -1/2 \\ \vdots & \vdots \\ \vdots & -1/2 \\ \vdots & 1/2 \\ \vdots & \vdots \\ 1 & 1/2 \end{pmatrix}, \quad \boldsymbol{\beta} = \begin{pmatrix} \mu \\ \beta \end{pmatrix}
$$

とコーディングすればよい．μ は 2 群全体の平均に対応するパラメータになる．このように，デザイン行列には無数のコーディングの仕方があって，それに応じてパラメータの解釈が異なる．

さて，デザイン行列に，切片項，コントロール群，試験治療群という 3 変数を含めたらどうなるだろうか．

$$
\boldsymbol{X} = \begin{pmatrix} 1 & 0 & 1 \\ \vdots & \vdots & \vdots \\ \vdots & 0 & 1 \\ \vdots & 1 & 0 \\ \vdots & \vdots & \vdots \\ 1 & 1 & 0 \end{pmatrix}, \quad \boldsymbol{\beta} = \begin{pmatrix} \beta_0 \\ \beta_1 \\ \beta_2 \end{pmatrix}
$$

2 群しかないのに 3 つのパラメータを推定することはできない．これは，9 章で述べるデザイン行列の列ベクトルが一次従属のときどう対処するかという問題である．

9 分散分析と回帰分析

1章で紹介した6都市研究（Dockery, et al. 1993）は，大気汚染が死亡率や疾患発生に与える影響を調べるために行われたコホート研究だった．しかし，人口規模も，経済的にも，地理的にも異なる6つの都市の死亡率の違いが，大気汚染物質の濃度だけで説明できるだろうか．

この章で述べる分散分析・回帰分析の考え方は，アウトカムの変動を平方和（sum of square）によって定量化し，平方和のうち個々の要因で説明できる部分に分解するというものである．正規性の仮定の下では，平方和は対数尤度と同じものになるので，分散分析の背景にはやはり尤度原理が働いている．ただし平方和の分布は正確に χ^2 分布に従っており，他の一般化線型モデルのように近似を用いる必要はない．

この章の裏テーマは直交性である．デザイン行列の列ベクトルが直交に近いように計画を立てるのが，実験計画法のコツである．観察研究ではそれができないから，共変量の偏りへの対処に苦労する．

キーワード　一般化逆行列，決定係数，交互作用，最小2乗法，主効果，正規分布，多重共線性，直交性，分散分析表，分散拡大因子，平方和の分解，変数変換

事　例　胃液中リゾチーム量研究，睡眠薬臨床試験，6都市研究

9.1 分散分析・回帰分析のモデル

分散分析は，アウトカムが連続データのとき，平均とその変動を説明する因子の関係を調べる手法である．古典的な分散分析で扱われる因子は，2以上の水準を持つ分類データなので，それを想定して説明するが，以下の議論の多く

は回帰分析（共変量が連続データ）でも同様である．分散分析では，アウトカム Y_i（$i = 1,\ldots,N$）が，平均が異なる独立な正規分布に従うと仮定する．それを，デザイン行列 $\boldsymbol{X}_i$ を用いて，個々の因子をダミー変数で表現すれば

$$\mathrm{E}(Y_i|\boldsymbol{X}_i) = \mu_i = \boldsymbol{X}_i\boldsymbol{\beta}$$

$$Y_i \sim N(\mu_i, \sigma^2)$$

と表すことができる[*1]．明らかにこのモデルはアウトカム Y_i の条件付期待値を表している．そして，アウトカムと共変量の相関の度合いは，$\boldsymbol{\beta}$ という回帰係数によって決まる．

9.2 主効果と交互作用

9.2.1 定　義

2 つの因子 FACTOR1 と FACTOR2 があり，それぞれのカテゴリー数が 2 水準の分散分析モデルを考えよう．すべての水準の平均を指定するモデルを飽和モデル（saturated model）という．この場合の平均は 2 因子 × 2 水準 = 4 通りあるから，飽和モデルのパラメータ数は 4 個である．

FACTOR1 と FACTOR2 の水準を 0 または 1 の値で指定するダミー変数を，それぞれ X_1 と X_2 とする．典型的な分数分析のモデルは

$$\boldsymbol{X}_i\boldsymbol{\beta} = \beta_0 + \beta_1 X_{i1} + \beta_2 X_{i2} = \text{INTERCEPT} + \text{FACTOR1} + \text{FACTOR2}$$

である．このように，それぞれの因子の一次の項の和によって平均構造が表されるモデルを，加法モデル（additive model）という．加法モデルに含まれる一次の項を主効果（main effect）という．加法モデルは，平均が主効果の和で表されると仮定したもので，飽和モデルよりパラメータ数は少なくなる．この場合のパラメータ数は 3 である．

この場合に飽和モデルを指定したければ，両方のダミー変数の積 X_1X_2 をモ

[*1] 一般化線型モデルでは，アウトカムの平均構造はデザイン行列 $\boldsymbol{X}$ によって指定する．あらかじめデザイン行列のコーディングについて説明しておいたのは，そのためである．ただし真の平均構造は未知であることに注意しよう．そのためデザイン行列はなにか正解があるというようなものではなく，交絡因子の調整，群間比較の構造，非線型性や交互作用の探索など，研究の目的や状況に応じて設定される．行列 $\boldsymbol{X}$ を共変量行列などと名付けてもよいのだが，やはりデザイン行列と呼びたくなる．

デルに含めればよい.

$$\begin{aligned} \boldsymbol{X}_i\boldsymbol{\beta} &= \beta_0 + \beta_1 X_{i1} + \beta_2 X_{i2} + \beta_3 X_{i1}X_{i2} \\ &= \text{INTERCEPT} + \text{FACTOR1} + \text{FACTOR2} + \text{INTERACTION} \end{aligned}$$

この項は 8 章で述べた交互作用で，β_3 は 2 つの因子の組み合わせによって，平均がどのくらい変化するかを表す係数である.

■ 9.2.2 例：飽和モデル

先ほどの交互作用を含むモデルが飽和モデルであることを確認してみよう．そのためには，ダミー変数に 0 または 1 を代入してみればよい．その結果は以下のようになる.

$$\mathrm{E}(Y_i | X_{i1} = 0, X_{i2} = 0) = \beta_0$$

$$\mathrm{E}(Y_i | X_{i1} = 0, X_{i2} = 1) = \beta_0 + \beta_2$$

$$\mathrm{E}(Y_i | X_{i1} = 1, X_{i2} = 0) = \beta_0 + \beta_1$$

$$\mathrm{E}(Y_i | X_{i1} = 1, X_{i2} = 1) = \beta_0 + \beta_1 + \beta_2 + \beta_3$$

つまり，交互作用に対応するパラメータが増えることによって，2 因子×2 水準 = 4 通りの平均がすべて回帰係数によって特定されていることがわかる.

9.3 最小 2 乗法

分散分析や回帰分析のパラメータ推定には，最小 2 乗法が用いられる．本書では最小 2 乗法は最尤法の一種として扱っているが（他の教科書では必ずしもそうではない），それについては 11 章で述べることにして，ここでは最小 2 乗法の解だけを示そう．まず，デザイン行列の列ベクトルが一次独立*2) のときを

---

*2) p 個のベクトル $\boldsymbol{y}_1, \boldsymbol{y}_2, \ldots, \boldsymbol{y}_p$ があるとき，それに含まれる実質的な次元を表すのが，一次独立と一次従属という概念である．$\boldsymbol{y}_1, \boldsymbol{y}_2, \ldots, \boldsymbol{y}_p$ のそれぞれに対応する任意の係数 $a_1, a_2, \ldots, a_p$ を考える．もし $a_1\boldsymbol{y}_1 + a_2\boldsymbol{y}_2 + \cdots + a_p\boldsymbol{y}_p = 0$ が成り立つような係数が存在し，$a_1 \neq 0$ だったとしたらどうだろうか.

$$\boldsymbol{y}_1 = -\frac{a_2}{a_1}\boldsymbol{y}_2 - \frac{a_3}{a_1}\boldsymbol{y}_3 - \cdots - \frac{a_p}{a_1}\boldsymbol{y}_p$$

というように $\boldsymbol{y}_1$ を他のベクトルから作れてしまう．このように複数のベクトルについて，あるベクトルをそれ以外のベクトルの一次結合で表すことができるとき，それらのベクトルは一次従属という．一次結合で表すことができないとき，一次独立という.

考えよう．このとき残差平方和

$$\text{Residual sum of square} = (\boldsymbol{Y} - \boldsymbol{X\beta})^T(\boldsymbol{Y} - \boldsymbol{X\beta})$$

を最小にするような最小 2 乗解は，逆行列 $(\boldsymbol{X}^T\boldsymbol{X})^{-1}$ を用いて

$$\widehat{\boldsymbol{\beta}} = (\boldsymbol{X}^T\boldsymbol{X})^{-1}\boldsymbol{X}^T\boldsymbol{Y}$$

となることが知られている．回帰係数が得られれば，アウトカム $\boldsymbol{Y}$ の条件付期待値を推定することができる．推定量は

$$\widehat{\mathrm{E}}(\boldsymbol{Y}|\boldsymbol{X}) = \boldsymbol{X}(\boldsymbol{X}^T\boldsymbol{X})^{-1}\boldsymbol{X}^T\boldsymbol{Y}$$

となる．

一次独立性が成り立たないとき，逆行列が存在しないから，最小 2 乗解を計算することはできない．その場合には，逆行列に代えてなんらかの一般化逆行列を利用する．一般化逆行列を $(\boldsymbol{X}^T\boldsymbol{X}^-)$ とすると最小 2 乗解は

$$\widehat{\boldsymbol{\beta}} = (\boldsymbol{X}^T\boldsymbol{X})^-\boldsymbol{X}^T\boldsymbol{Y}$$

と表される．ここで注意すべきなのは，この最小 2 乗解は，一般化逆行列の選択によって異なることである．

逆行列と一般化逆行列

ベクトルや行列の四則演算のうち難しいのが，割り算に対応する概念である逆行列だ．スカラーの計算において割り算をする（つまり逆数を掛ける）代わりに，行列では逆行列を掛ける．単位行列を $\boldsymbol{I}$ で表す．正方行列 $\boldsymbol{A}$ の逆行列は，$\boldsymbol{AB} = \boldsymbol{I}$ と $\boldsymbol{BA} = \boldsymbol{I}$ を満たす行列 $\boldsymbol{B}$ と定義される．

逆行列を持つ行列を正則（regular），逆行列を持たない行列を特異（singular）という．この区別がなぜ重要かというと，正則行列の場合に限り，スカラーでいう冪乗を直接拡張できるからである．たとえば 2 乗は $\boldsymbol{A}^2 = \boldsymbol{AA}$ である．そして $\boldsymbol{A}^{-a} = (\boldsymbol{A}^{-1})^{-a} = (\boldsymbol{A}^{-a})^{-1}$ という冪乗計算の交換性が成り立つ．

さて，最小 2 乗法などをプログラムに実装することがある．このとき，行列計算を処理するのにうってつけのアルゴリズムがいくつかある．逆行列の定義は上の通りだが，実際にはそもそも逆行列がどのような行列かわからないのだから，定義通りにプログラムを組むことはできない．そこで，逆行列をみつけたり，同等の計算結果が得られたりするようなアルゴリズムが利用されるのだ．たとえば Gauss–Jordan 掃出法と LU 分解がよく知られている．また，データによっては計算途中で特異行列が発生することがある．これは四則演算が常には成り立たないことを意味するから，なんらかの例外処理が必

要になる．これを回避するために便利なのが一般化逆行列である．

正方行列 $\boldsymbol{A}$ の一般化逆行列とは，$\boldsymbol{ABA} = \boldsymbol{A}$ を満たす適当な行列 $\boldsymbol{B}$ のことである．この性質を満たす行列として，Moore–Penrose（ムーア・ペンローズ）型の逆行列がある．これは以下の 3 条件を満たす行列 $\boldsymbol{B}$ と定義され，一意に定まる．

$$\boldsymbol{BAB} = \boldsymbol{B}$$

$$(\boldsymbol{AB})^T = \boldsymbol{AB}$$

$$(\boldsymbol{BA})^T = \boldsymbol{BA}$$

9.4 分散分析表

帰無仮説として典型的なのは，平均構造

$$\mathrm{E}(Y_i|\boldsymbol{X}_i) = \beta_0 + \beta_1 X_{i1} + \beta_2 X_{i2} + \cdots + \beta_{p-1} X_{ip-1}$$

の回帰係数の一部の要素がゼロかどうか，という仮説である．回帰係数ベクトルの要素を適切に並び替えて，$\boldsymbol{\beta}$ の最初から q 番目までの要素に関心があり，それ以降を局外パラメータとする（ただし $q < p < N$）．そのとき，帰無仮説の下での回帰係数とデザイン行列を $\boldsymbol{\beta}_0$ と $\boldsymbol{X}_0$，対立仮説の下での回帰係数とデザイン行列を $\boldsymbol{\beta}_1$ と $\boldsymbol{X}_1$ とする．帰無仮説と対立仮説は，それぞれ

$$\mathrm{H}_0:\ \mathrm{E}(\boldsymbol{Y}|\boldsymbol{X}_0) = \boldsymbol{X}_0\boldsymbol{\beta}_0 = \boldsymbol{X}_1\begin{pmatrix}\boldsymbol{\beta}_0\\ \boldsymbol{0}\end{pmatrix}$$

$$\mathrm{H}_1:\ \mathrm{E}(\boldsymbol{Y}|\boldsymbol{X}_1) = \boldsymbol{X}_1\boldsymbol{\beta}_1$$

と表すことができる．これらの仮説について，仮説検定を行うにはどうすればよいだろうか．これは分散分析の教科書とは異なる定式化になっているかもしれないが，分散分析の問題を一般化したものである．

平方和と決定係数

最小 2 乗法によって，帰無仮説と対立仮説の下でモデルを当てはめたとき，それぞれの平方和を以下のように定義する．

$$\text{Sum of square under } \mathrm{H}_0 = \widehat{\boldsymbol{\beta}}_0^T \boldsymbol{X}_0^T \boldsymbol{Y}$$

$$\text{Sum of square under } \mathrm{H}_1 = \widehat{\boldsymbol{\beta}}_1^T \boldsymbol{X}_1^T \boldsymbol{Y}$$

なぜこれを平方和と呼ぶのだろうか．その理由のひとつは，それぞれのモデルの残差平方和を，以下のように表現できるからである．

$$(\boldsymbol{Y} - \boldsymbol{X}_0\widehat{\boldsymbol{\beta}}_0)^T(\boldsymbol{Y} - \boldsymbol{X}_0\widehat{\boldsymbol{\beta}}_0) = \boldsymbol{Y}^T\boldsymbol{Y} - \text{Sum of square under H}_0$$

$$(\boldsymbol{Y} - \boldsymbol{X}_1\widehat{\boldsymbol{\beta}}_1)^T(\boldsymbol{Y} - \boldsymbol{X}_1\widehat{\boldsymbol{\beta}}_1) = \boldsymbol{Y}^T\boldsymbol{Y} - \text{Sum of square under H}_1$$

さらに，平方和の合計 $\boldsymbol{Y}^T\boldsymbol{Y}$ は，帰無仮説のモデル平方和，2 つのモデル平方和の差，対立仮説の残差平方和という 3 つの平方和に分解できる．

$$\begin{aligned}\boldsymbol{Y}^T\boldsymbol{Y} &= \widehat{\boldsymbol{\beta}}_0^T\boldsymbol{X}_0^T\boldsymbol{Y} + \left(\widehat{\boldsymbol{\beta}}_1^T\boldsymbol{X}_1^T\boldsymbol{Y} - \widehat{\boldsymbol{\beta}}_0^T\boldsymbol{X}_0^T\boldsymbol{Y}\right) + \left(\boldsymbol{Y}^T\boldsymbol{Y} - \widehat{\boldsymbol{\beta}}_1^T\boldsymbol{X}_1^T\boldsymbol{Y}\right)\\ &= \text{Sum of square under H}_0 + \left(\widehat{\boldsymbol{\beta}}_1^T\boldsymbol{X}_1^T\boldsymbol{Y} - \widehat{\boldsymbol{\beta}}_0^T\boldsymbol{X}_0^T\boldsymbol{Y}\right)\\ &\quad + \text{Residual sum of square under H}_1\end{aligned}$$

これを平方和の分解という．平方和は，それぞれのモデルによって説明できる誤差の程度を反映している．2 つのモデル平方和の差が大きいほど，対立仮説の説明の度合いが高いわけだから，支持される．

特別な場合として，帰無仮説のモデルが共変量を含まず切片項だけのことがある．このモデルの平方和と残差平方和はそれぞれ

$$\text{Sum of square under H}_0 = N\overline{Y}^2$$

$$\text{Residual sum of square under H}_0 = \sum_{i=1}^{N}(Y_i - \overline{Y})^2 = \boldsymbol{Y}^T\boldsymbol{Y} - N\overline{Y}^2$$

である．この残差平方和のうち，あるモデルで説明できる平方和の割合は

$$R^2 = \frac{\widehat{\boldsymbol{\beta}}^T\boldsymbol{X}^T\boldsymbol{Y} - N\overline{Y}^2}{\boldsymbol{Y}^T\boldsymbol{Y} - N\overline{Y}^2}$$

と書ける．これを決定係数（coefficient of determination）という．

平方和の分解

表 9-1 は，平方和の分解による検定統計量の計算手順を表にまとめたもので，これを分散分析表という．

平方和の分解は，対数尤度比統計量を用いて導くことができる．帰無仮説の下での対数尤度を最大にしたものを $\max_{\mathrm{H}_0} l(\boldsymbol{\beta}) = l(\widehat{\boldsymbol{\beta}}_0)$ で表し，対立仮説の下での対数尤度を $\max_{\mathrm{H}_1} l(\boldsymbol{\beta}) = l(\widehat{\boldsymbol{\beta}}_1)$ とする．対数尤度比統計量は

$$\begin{aligned}\chi_1^2 &= 2\left[l\left(\widehat{\boldsymbol{\beta}}_1\right) - l\left(\widehat{\boldsymbol{\beta}}_0\right)\right]\\ &= \frac{1}{\sigma^2}\left(\boldsymbol{Y}^T\boldsymbol{Y} - \widehat{\boldsymbol{\beta}}_0^T\boldsymbol{X}_0^T\boldsymbol{Y}\right) - \frac{1}{\sigma^2}\left(\boldsymbol{Y}^T\boldsymbol{Y} - \widehat{\boldsymbol{\beta}}_1^T\boldsymbol{X}_1^T\boldsymbol{Y}\right)\end{aligned}$$

表 9-1 分散分析表

変動要因	自由度	平方和	平均平方
H_0 のモデル	p	$\widehat{\boldsymbol{\beta}}_0^T \boldsymbol{X}_0^T \boldsymbol{Y}$	
H_1 のモデル	q	$\widehat{\boldsymbol{\beta}}_1^T \boldsymbol{X}_1^T \boldsymbol{Y}$	
平方和の分解			
H_0 のモデル	p	$\widehat{\boldsymbol{\beta}}_0^T \boldsymbol{X}_0^T \boldsymbol{Y}$	
モデルの差	$p-q$	$\widehat{\boldsymbol{\beta}}_1^T \boldsymbol{X}_1^T \boldsymbol{Y} - \widehat{\boldsymbol{\beta}}_0^T \boldsymbol{X}_0^T \boldsymbol{Y}$	$(\widehat{\boldsymbol{\beta}}_1^T \boldsymbol{X}_1^T \boldsymbol{Y} - \widehat{\boldsymbol{\beta}}_0^T \boldsymbol{X}_0^T \boldsymbol{Y})/(p-q)$
残差	$n-p$	$\boldsymbol{Y}^T\boldsymbol{Y} - \widehat{\boldsymbol{\beta}}_1^T \boldsymbol{X}_1^T \boldsymbol{Y}$	$(\boldsymbol{Y}^T\boldsymbol{Y} - \widehat{\boldsymbol{\beta}}_1^T \boldsymbol{X}_1^T \boldsymbol{Y})/(N-p)$
合計	N	$\boldsymbol{Y}^T\boldsymbol{Y}$	

$$= \frac{1}{\sigma^2}\left(\widehat{\boldsymbol{\beta}}_1^T \boldsymbol{X}_1^T \boldsymbol{Y} - \widehat{\boldsymbol{\beta}}_0^T \boldsymbol{X}_0^T \boldsymbol{Y}\right)$$

となる．帰無仮説のモデルが，対立仮説のモデルのパラメータの一部をゼロとしたものであるとき，対立仮説の平方和は，帰無仮説の平方和より常に小さくなるから，対数尤度比統計量は正である．

検定統計量の構成

対数尤度比統計量は，帰無仮説の下で，自由度 $p-q$ の χ^2 分布に従うことが知られている．

$$\chi_1^2 \sim \chi^2(p-q)$$

同じように，残差平方和

$$\chi_2^2 = \frac{1}{\sigma^2}\left(\boldsymbol{Y}^T\boldsymbol{Y} - \widehat{\boldsymbol{\beta}}_0^T \boldsymbol{X}_0^T \boldsymbol{Y}\right)$$

は自由度 $N-p$ の χ^2 分布に従う．

$$\chi_2^2 \sim \chi^2(N-p)$$

したがってこれらの比

$$F = \frac{\chi_1^2}{p-q} \div \frac{\chi_2^2}{N-p} = \frac{\widehat{\boldsymbol{\beta}}_1^T \boldsymbol{X}_1^T \boldsymbol{Y} - \widehat{\boldsymbol{\beta}}_0^T \boldsymbol{X}_0^T \boldsymbol{Y}}{p-q} \div \frac{\boldsymbol{Y}^T\boldsymbol{Y} - \widehat{\boldsymbol{\beta}}_0^T \boldsymbol{X}_0^T \boldsymbol{Y}}{N-q}$$

は，帰無仮説の下で自由度 $p-q$ と $N-p$ のF分布に従う．この F が検定統計量である．F分布を参照して，F の実現値より極端な値が生じる裾側確率を求めることで，両側p値を正確に計算することができる．

9.5 正規性の仮定と変数変換

検定統計量 F がF分布に従うという性質は，正規性の仮定に基づいて導かれる．この仮定が崩れたとしたら，p 値の確率計算は誤ったものとなる（ただし平均構造が正しく特定されていれば $\widehat{\boldsymbol{\beta}}$ の推定は妥当である）．特に注意すべきなのは，データに以下のような特徴が認められるときである．

- 分布が左右どちらかに歪んでおり，裾が長い
- 群間の違いが差ではなく比として生じる
- 数値が高いほどバラツキが大きい（たとえば群ごとの標準偏差が平均に比例する）

このような特徴を示す分布として対数正規分布がある．データ y が対数正規分布に近いとき

$$x = \log(y)$$

というように対数変換して，正規分布に戻すとよい．いくつかの臨床検査値は，このような傾向があることが経験的に知られている．

対数変換の他に有用な手法として，べき変換

$$x = y^{\lambda}$$

がある．さらに，対数変換とべき変換を合わせたのが Box–Cox（ボックス・コックス）変換である（Box and Cox 1964）．これは，変換の程度を決めるパラメータ λ を導入して

$$x = \frac{y^{\lambda} - 1}{\lambda} \qquad \text{if } \lambda \neq 0$$
$$x = \log(y) \qquad \text{if } \lambda = 0$$

というように測定値 y から変換後の値 x を求める手法である．たとえば $\lambda = 1$ なら変換はされず，$\lambda = -1$ は逆数に，$\lambda = 0$ は対数変換に，$\lambda = 0.5$ は平方根をとる計算に対応する．未知パラメータ λ の値は，正規分布に最も近づくように最尤法によって推定することができる．

9.6 事例：変数変換

変数変換によって正規近似を改善した一例として，胃液中リゾチーム量を調べた研究事例を取り上げよう．表 9-2 は，消化性潰瘍を持つ 29 人の患者と比較対照である 30 人の健常人のデータである（Meyer, et al. 1948）．消化性潰瘍群とコントロール群に差があるかを調べるために，以下の帰無仮説と対立仮説に

ついて，分散分析表を作成するとどうなるだろうか．

$$\text{H}_0: \text{E(LYSOZYME)} = \text{INTERCEPT}$$

$$\text{H}_1: \text{E(LYSOZYME|DISEASE)} = \text{INTERCEPT} + \text{DISEASE}$$

デザイン行列は，帰無仮説と対立仮説ではそれぞれ

$$\boldsymbol{X}_0 = \begin{pmatrix} 1 \\ \vdots \\ 1 \end{pmatrix}$$

$$\boldsymbol{X}_1 = \begin{pmatrix} 1 & 0 \\ \vdots & \vdots \\ \vdots & 0 \\ \vdots & 1 \\ \vdots & \vdots \\ 1 & 1 \end{pmatrix}$$

を用いることになる．表 9-2 のデータから，帰無仮説の下でのモデルの回帰係数を推定すると，$\widehat{\boldsymbol{\beta}}_0 = 10.94$ となる．同様に，対立仮説の下でのモデルの回帰係数は，$\widehat{\boldsymbol{\beta}}_1 = (7.68, 6.63)^T$ と推定される．ここから

$$\widehat{\boldsymbol{\beta}}_0^T \boldsymbol{X}_0^T \boldsymbol{Y} = 7062.2$$

$$\widehat{\boldsymbol{\beta}}_1^T \boldsymbol{X}_1^T \boldsymbol{Y} = 7709.8$$

$$\boldsymbol{Y}^T \boldsymbol{Y} = 16434.2$$

表 9-2　胃液中リゾチーム量データ

消化性潰瘍			健常人		
0.2	4.9	17.6	0.2	2.5	8.8
0.3	5.0	18.9	0.3	2.8	9.1
0.4	5.3	20.7	0.4	3.6	10.3
1.1	7.5	24.0	0.7	4.8	15.6
2.0	9.8	25.4	1.2	4.8	16.1
2.1	10.4	40.0	1.5	5.4	16.5
3.3	10.9	42.2	1.5	5.7	16.7
3.8	11.3	50.0	1.9	5.8	20.0
4.5	12.4	60.0	2.0	7.5	20.7
4.8	16.2		2.4	8.7	33.0

表 9-3 胃液中リゾチーム量データから得られた分散分析表（対数変換なし）

変動要因	自由度	平方和	平均平方	F 値	p 値
切片	1	7062.2	7062.2		
疾患	1	647.6	647.6	4.23	0.04
残差	57	8724.4	153.1		
合計	58	16434.2			

が得られて，分散分析表は表 9-3 となる．F 値から p 値を計算すると $p = 0.04$ となる．これは 2 群間に差があることを示している．

ここで注意しなければならないのは正規性の仮定が満たされるかどうかである．ときとして，群ごとの標準偏差が平均に比例するようなデータを扱うことがある．このようなデータは，正規分布より対数正規分布に近い．消化性潰瘍群のリゾチーム量の標準偏差と平均の比は 15.74/14.31 = 1.10，コントロール群では 7.85/7.68 = 1.02 であり，対数正規分布が示唆される．そこでリゾチーム量を対数変換した後の値について

$$H_0: \mathrm{E(LOG\ LYSOZYME) = INTERCEPT}$$

$$H_1: \mathrm{E(LOG\ LYSOZYME|DISEASE) = INTERCEPT + DISEASE}$$

という仮説の分散分析表を作成してみよう．対数変換後の回帰係数は，それぞれ $\widehat{\boldsymbol{\beta}}_0 = 1.66$ と $\widehat{\boldsymbol{\beta}}_1 = (1.41, 0.51)^T$ であり

$$\widehat{\boldsymbol{\beta}}_0^T \boldsymbol{X}_0^T \boldsymbol{Y} = 162.6$$

$$\widehat{\boldsymbol{\beta}}_1^T \boldsymbol{X}_1^T \boldsymbol{Y} = 166.5$$

$$\boldsymbol{Y}^T \boldsymbol{Y} = 278.1$$

となって，表 9-4 のような分散分析表が得られる．もはや 2 群間の差は有意ではない．

表 9-4 胃液中リゾチーム量データから得られた分散分析表（対数変換あり）

変動要因	自由度	平方和	平均平方	F 値	p 値
切片	1	162.6	162.6		
疾患	1	3.9	3.9	1.41	0.16
残差	57	111.7	2.0		
合計	58	278.1			

対数変換に代えて，リゾチーム量に Box–Cox 変換を適用することもできる．最尤推定量を求めると $\widehat{\lambda} = 0.2$ であった．つまり $y^{0.2}$ という変換を行えば，さらに正規性を改善することもできそうである．

9.7 射影との関係

■ 9.7.1 射影としての最小2乗法

最小2乗法は，線型代数における射影[*3)]という概念と関係がある．共変量 X とアウトカム Y の関係に回帰モデルを当てはめることを，Y の X の上の回帰（regression of Y on X）というが，これは X が張るベクトル空間の上への射影からきた表現である．射影との関係を知っておくと最小2乗法の特徴も理解しやすいので，簡単に触れておこう．

まず，8章のベクトル表記を用いて，単回帰のモデルを書き直してみよう．数値例として6都市データを用いる．図9-1は，6都市研究データにおける SO_2（二酸化硫黄）濃度と死亡率の関係を表す散布図である．このように2変量の関係を図示するときは，データを2次元空間上の N 個の点と扱うのが自然である．ただし，ベクトル表記や最小2乗法の計算の意味を考えるときは，データは N 次元空間上のベクトルととらえた方が理解しやすい．

6都市研究の死亡率の観測値は

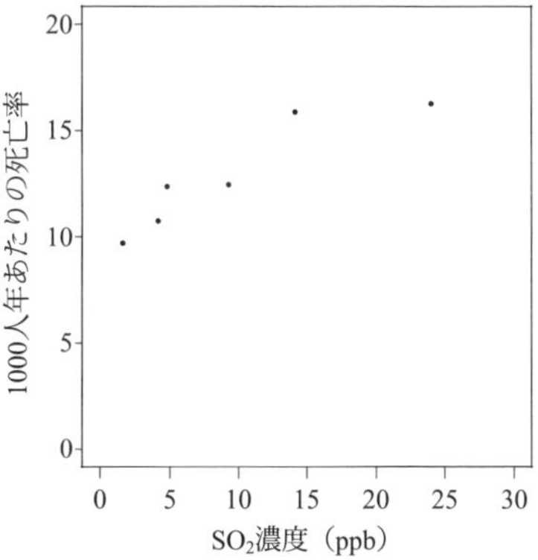

図 9-1 6都市研究データにおける SO_2 濃度と死亡率の関係を表す散布図
ドットは各都市の死亡率の実測値

---

*3) 射影行列は，$\boldsymbol{PP} = \boldsymbol{P}$ を満たすような正方行列 $\boldsymbol{P}$ と定義される．これは「何度掛けても（冪乗しても）変わらない」という定義なので，冪等行列ということもある．また，行列 $\boldsymbol{A}$ の列ベクトルが張るベクトル空間への直交射影行列は，$\boldsymbol{P} = \boldsymbol{A}(\boldsymbol{A}^T\boldsymbol{A})^{-1}\boldsymbol{A}^T$ で与えられる．

$$\boldsymbol{y} = \begin{pmatrix} 10.732 \\ 9.683 \\ 12.474 \\ 12.377 \\ 15.862 \\ 16.244 \end{pmatrix}$$

である．単回帰のモデル

$$\mathrm{E}(Y_i|X_{i1}) = \beta_0 + \beta_1 X_{i1}$$

を当てはめるとしたら，デザイン行列は

$$\boldsymbol{X} = (\boldsymbol{X}_0 \quad \boldsymbol{X}_1) = \begin{pmatrix} 1 & 4.2 \\ 1 & 1.6 \\ 1 & 9.3 \\ 1 & 4.8 \\ 1 & 14.1 \\ 1 & 24.0 \end{pmatrix}$$

となる．最小 2 乗解を計算すると

$$\widehat{\boldsymbol{\beta}} = (\boldsymbol{X}^T\boldsymbol{X})^{-1}\boldsymbol{X}^T\boldsymbol{Y} = \begin{pmatrix} 10.04 \\ 0.2954 \end{pmatrix}$$

となる．

図 9-2 は，6 都市研究データを $\{\boldsymbol{y}, \boldsymbol{X}_0, \boldsymbol{X}_1\}$ という 3 本のベクトルで表した模式図である．これを踏まえて，前節のアウトカム $\boldsymbol{Y}$ の条件付期待値を推定する式をみてほしい．$\boldsymbol{X}(\boldsymbol{X}^T\boldsymbol{X})^{-1}\boldsymbol{X}^T\boldsymbol{Y}$ の $\boldsymbol{Y}$ 以外の部分は，直交射影行列の形式をしている．つまり，最小 2 乗法による予測は，$\boldsymbol{X}_0$ と $\boldsymbol{X}_1$ に対応するベクトル空間への直交射影を求めていることに等しい．

■ 9.7.2 平方和の一意性

回帰分析の共変量の単位を変換したり，分散分析で同じ因子をコーディングだけ変えて指定したりすることがある．このとき平方和の計算結果に差が出ることはない（回帰係数には違いが生じ得る）．このことは射影の性質で説明で

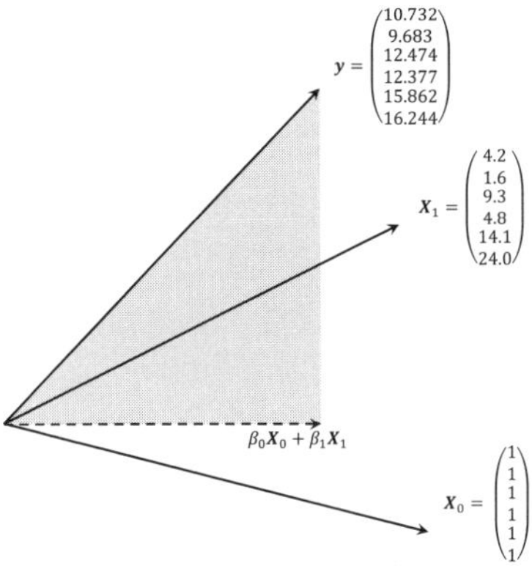

図 9-2 6 次元ベクトルを用いた最小 2 乗法の模式図
$\beta_0\boldsymbol{X}_0+\beta_1\boldsymbol{X}_1$ は，$\boldsymbol{X}_0$ と $\boldsymbol{X}_1$ が張るベクトル空間への直交射影の結果

きる．

2 つのデザイン行列 $\boldsymbol{X}_{\mathrm{A}}$ と $\boldsymbol{X}_{\mathrm{B}}$ があって，それぞれの列ベクトルによって張られるベクトル空間が共通とする．すると $\boldsymbol{X}_{\mathrm{A}}(\boldsymbol{X}_{\mathrm{A}}^T\boldsymbol{X}_{\mathrm{A}})^{-1}\boldsymbol{X}_{A}^T$ には

$$\boldsymbol{X}_{A}(\boldsymbol{X}_{\mathrm{A}}^T\boldsymbol{X}_{\mathrm{A}})^{-1}\boldsymbol{X}_{\mathrm{A}}^T\boldsymbol{X}_{\mathrm{A}}(\boldsymbol{X}_{\mathrm{A}}^T\boldsymbol{X}_{\mathrm{A}})^{-1}\boldsymbol{X}_{\mathrm{A}}^T=\boldsymbol{X}_{\mathrm{A}}(\boldsymbol{X}_{\mathrm{A}}^T\boldsymbol{X}_{\mathrm{A}})^{-1}\boldsymbol{X}_{\mathrm{A}}^T$$

という冪等性が成り立つ．したがって，$\boldsymbol{X}_{A}(\boldsymbol{X}_{A}^T\boldsymbol{X}_{A})^{-1}\boldsymbol{X}_{A}^T$ は射影行列であることがわかる．$\boldsymbol{X}_{\mathrm{B}}(\boldsymbol{X}_{\mathrm{B}}^T\boldsymbol{X}_{\mathrm{B}})^{-1}\boldsymbol{X}_{\mathrm{B}}^T$ も同様に射影行列ということがわかる．あるベクトル空間の上への射影は一意である．したがって，この 2 つの射影行列は等しく

$$\boldsymbol{X}_{\mathrm{A}}(\boldsymbol{X}_{\mathrm{A}}^T\boldsymbol{X}_{\mathrm{A}})^{-1}\boldsymbol{X}_{\mathrm{A}}^T=\boldsymbol{X}_{\mathrm{B}}(\boldsymbol{X}_{\mathrm{B}}^T\boldsymbol{X}_{\mathrm{B}})^{-1}\boldsymbol{X}_{\mathrm{B}}^T$$

が成り立つ．この式に右から $\boldsymbol{Y}$ を掛ければ $\boldsymbol{X}_{\mathrm{A}}\widehat{\boldsymbol{\beta}}_{\mathrm{A}}=\boldsymbol{X}_{\mathrm{B}}\widehat{\boldsymbol{\beta}}_{\mathrm{B}}$ が得られる．これはどちらもアウトカム Y_i（$i=1,\ldots,N$）の平均ベクトル $(\widehat{\mu}_1 \quad \cdots \quad \widehat{\mu}_N)^T$ の推定量だから

$$(\widehat{\mu}_1 \quad \cdots \quad \widehat{\mu}_N)^T=\boldsymbol{X}_{\mathrm{A}}\widehat{\boldsymbol{\beta}}_{\mathrm{A}}=\boldsymbol{X}_{\mathrm{B}}\widehat{\boldsymbol{\beta}}_{\mathrm{B}}$$

というように，ベクトル空間が共通なら，同じ平均構造を指定していることがわかる．さらに，転置して右から $\boldsymbol{Y}$ を掛ければ

$$\widehat{\boldsymbol{\beta}}_{\mathrm{A}}^T\boldsymbol{X}_{\mathrm{A}}^T\boldsymbol{Y}=\widehat{\boldsymbol{\beta}}_{\mathrm{B}}^T\boldsymbol{X}_{\mathrm{B}}^T\boldsymbol{Y}$$

というように，$\boldsymbol{X}_{\mathrm{A}}$ と $\boldsymbol{X}_{\mathrm{B}}$ が指定するモデルの平方和が等しいという結果が得られる．これが平方和の一意性である．

9.8 直交性

デザイン行列のひとつひとつの列は共変量に対応するが，いくつかの列をブロックにわけて扱うと，デザイン行列の特性を調べるときに便利である．つまり

$$\boldsymbol{X} = (\boldsymbol{X}_1, \boldsymbol{X}_2, ..., \boldsymbol{X}_q)$$

と分割するとき，平均構造は

$$\mathrm{E}(\boldsymbol{Y}|\boldsymbol{X}) = \boldsymbol{X}\boldsymbol{\beta} = \boldsymbol{X}_1\boldsymbol{\beta}_1 + \boldsymbol{X}_2\boldsymbol{\beta}_2 + \cdots + \boldsymbol{X}_q\boldsymbol{\beta}_q$$

と表される．分散分析でいえば，個々の分割は，個々の因子を指定するために用いるダミー変数の一組に対応する．

デザイン行列には特別な場合があって，それは分割のすべての要素の組み合わせ j，k について $\boldsymbol{X}_j^T\boldsymbol{X}_k = \boldsymbol{0}$ が成り立っているときである．これをデザイン行列が直交している（orthogonal）という．このときデザイン行列は

$$\boldsymbol{X}^T\boldsymbol{X} = \begin{pmatrix} \boldsymbol{X}_1^T\boldsymbol{X}_1 & & \boldsymbol{0} \\ & \ddots & \\ \boldsymbol{0} & & \boldsymbol{X}_q^T\boldsymbol{X}_q \end{pmatrix}, \quad \boldsymbol{X}^T\boldsymbol{Y} = \begin{pmatrix} \boldsymbol{X}_1^T\boldsymbol{Y} \\ \vdots \\ \boldsymbol{X}_q^T\boldsymbol{Y} \end{pmatrix}$$

というブロック対角行列になる．$\boldsymbol{X}^T\boldsymbol{X}$ の非対角要素がゼロということは，積の計算をブロックごとに行ってよいことを意味する．つまり，j 番目の分割に対応する回帰係数ベクトルは

$$\widehat{\boldsymbol{\beta}}_j = (\boldsymbol{X}_j^T\boldsymbol{X}_j)^{-1}\boldsymbol{X}_j^T\boldsymbol{Y}$$

と推定できる．この式には，$\boldsymbol{X}_j$ 以外の分割が含まれていないことに注目してほしい．これは，直行性の下での計算結果は，他の共変量の影響を受けないという性質があることを示している．

医学研究における直交性の意味

統計学には実験計画法という一分野がある．これは直交性などのデザイン行列の特徴とその最適性について論じる分野である．直交性が成り立つように実験計画を組むことができれば，サンプルサイズに対する推定効率が高く，他の共変量の扱いに伴うバイアスを小さくすることができる．なお，実験計画法の古い教科書を読むと交絡（confounding）という用語をみることがある．これは主効果と交互作用を分離できないといった意味で，因果推論や疫学で

いう交絡とは用法が異なるので，混同してはならない．

現実の医学研究では，厳密に実験計画法が適用できる状況は限られていて，直交性が成り立つことはほとんどない．しかし，治療をランダムに割付けることで，直交性に近い状況を作り出すことができる．一方で，観察研究で測定された変数の間には，相関があることがふつうである．媒介分析（mediation）によって，原因が結果に作用する途中過程について検討するとき，治療や曝露は，中間媒介因子に強く働きかけるはずである．これらの状況では，デザイン行列は直交とはかけ離れたものになり，しばしば多重共線性や識別不能性の問題が生じる．

9.9 一次従属と多重共線性

一 次 従 属 性

共変量同士の関係が，回帰係数の計算へもっとも強く影響するのは，ある共変量が，他の共変量の線型結合で表されるときである．このとき，デザイン行列 $\boldsymbol{X}$ の列ベクトルが一次従属になるため，$\boldsymbol{X}^T\boldsymbol{X}$ の逆行列を計算することができない．この場合，パラメータになんらかの制約をおいて，パラメータの実質的な数を減らす必要が生じる．多くのソフトウェアでは，最後のパラメータがゼロ（たとえば $\beta_{p-1}=0$）という制約を設けている．それ以外の制約として，状況によってはパラメータの総和 $\Sigma\beta_j=0$ とする方が自然なこともある．もうひとつの問題は，行列計算である．こちらは，逆行列の代わりに一般化逆行列を用いることで解決できるから，本質的ではない．

医学研究で一次従属性が生じる状況は 2 つある．第一の状況は，ある共変量が別の共変量から計算されるときである．典型的なのは，身長と体重から求められる BMI，総コレステロールと HDL コレステロールの差である non-HDL コレステロール，クレアチニンから計算される推定糸球体濾過率（eGFR）である．これらの検査値を同時にデザイン行列に含めると，一次従属になりやすい．第二の状況は，パラメータが冗長なときである．8 章で示した 2 群しかないのに 3 つのパラメータを推定するケースがその例である．

多 重 共 線 性

一次従属ほど強い関係でなくても，共変量間の相関が高いときにはやはり問題が生じる．なぜなら，$(\boldsymbol{X}^T \boldsymbol{X})^{-1}$ の成分が非常に大きくなり，最小 2 乗法などさまざまな計算が不安定になるからである．これを多重共線性（multi-colinearity）という[*4]．

分 散 拡 大 因 子

共変量間の多重共線性の程度を調べる指標として，分散拡大因子（variance inflation factor）がある．j 番目の共変量（X_{ij}）をアウトカムとみなして，それ以外の共変量を用いて最小 2 乗法を適用したときの決定係数を R_j^2 とする．分散拡大因子は

$$\text{Variance inflation factor} = \frac{1}{1 - R_j^2}$$

と定義される．この指標は，共変量調整の前後で，X_{ij} の回帰係数の分散がどの程度大きくなるかを反映する．

仮に共変量間の相関がゼロだとしたら，決定係数はゼロなので，分散拡大因子は 1 になる．逆に，X_{ij} の変動の多くが他の共変量で説明でき，決定係数が $R_j^2 = 0.9$ だとしたら，分散拡大因子は 10 となる．目安として，分散拡大因子が 5 を超えると，多重共線性の影響が強いとされている．

9.10 事例：直交した実験計画

直交性を考慮して治療を割付けた医学研究を紹介しよう．表 9-5 は，新規睡眠薬を，既存の睡眠薬およびプラセボと比べる目的で行われたクロスオーバー試験の結果である（吉村 1998）．この試験では，3 つの薬剤の投与日をどのような順番にするかを，健常人 9 人にランダムに割付けた．そして投与日ごとに，服用の 1 時間前にカフェインを投与し，割付けられた薬剤を不眠状態で服用させ，その後の睡眠時間をアウトカムとして測定した．このように個人内で異なる薬剤を投与する臨床試験デザインを，クロスオーバー試験という．投与間隔が十分に空いていて，薬剤の影響が別の投与日に持ち越さないときに用いられ

[*4] 多重共線性の事例については 10.3.3 節参照．

表 9-5　睡眠薬臨床試験データ

個人	時期	治療	睡眠時間（時間）	個人	時期	治療	睡眠時間（時間）
1	1	新規睡眠薬	6.0	6	1	プラセボ	5.0
1	2	既存の睡眠薬	5.5	6	2	新規睡眠薬	7.8
1	3	プラセボ	6.6	6	3	既存の睡眠薬	8.5
2	1	新規睡眠薬	7.0	7	1	既存の睡眠薬	4.7
2	2	既存の睡眠薬	6.7	7	2	プラセボ	5.7
2	3	プラセボ	5.9	7	3	新規睡眠薬	7.7
3	1	新規睡眠薬	7.7	8	1	既存の睡眠薬	5.3
3	2	既存の睡眠薬	8.9	8	2	プラセボ	5.2
3	3	プラセボ	7.3	8	3	新規睡眠薬	7.2
4	1	プラセボ	6.6	9	1	既存の睡眠薬	6.1
4	2	新規睡眠薬	6.8	9	2	プラセボ	6.1
4	3	既存の睡眠薬	7.7	9	3	新規睡眠薬	7.9
5	1	プラセボ	6.5				
5	2	新規睡眠薬	8.1				
5	3	既存の睡眠薬	8.4				

る手法である．

まず，時期や個人差を無視して分散分析表を作成してみよう．これはいわゆる一元配置分散分析である．帰無仮説と対立仮説は

H_0： E(SLEEP HOUR) = INTERCEPT

H_1： E(SLEEP HOUR|TREATMENT) = INTERCEPT + TREATMENT

と表すことができる．最小 2 乗法を適用すると，

$$\widehat{\boldsymbol{\beta}}_0^T \boldsymbol{X}_0^T \boldsymbol{Y} = 1239.0$$
$$\widehat{\boldsymbol{\beta}}_1^T \boldsymbol{X}_1^T \boldsymbol{Y} = 1246.2$$
$$\boldsymbol{Y}^T \boldsymbol{Y} = 1273.6$$

という計算になり，分散分析表は表 9-6 のようになる．すなわち，時期・個人差を無視した解析では，3 群の間に有意な差はみられない（$p = 0.06$）．ただし，この検定は，3 群の平均が等しいかどうかを判定するものであって，新規睡眠薬だけの効果をみているわけではない点に注意してほしい．

次に，時期・個人差を考慮した

H_0 : E(SLEEP HOUR|PERIOD) = INTERCEPT + PERIOD + ID

H_1 : E(SLEEP HOUR|TREATMENT, PERIOD)

　　= INTERCEPT + TREATMENT + PERIOD + ID

表 9-6 睡眠薬臨床試験データから得られた分散分析表（時期・個人の効果の調整なし）

変動要因	自由度	平方和	平均平方	F 値	p 値
切片	1	1239.0	1239.0		
治療	2	7.2	3.6	3.16	0.06
残差	24	27.4	1.1		
合計	27	1273.6			

という帰無仮説と対立仮説について検討しよう．計算すると

$$\widehat{\boldsymbol{\beta}}_0^T \boldsymbol{X}_0^T \boldsymbol{Y} = 1239.0$$

$$\widehat{\boldsymbol{\beta}}_1^T \boldsymbol{X}_1^T \boldsymbol{Y} = 1267.5$$

$$\boldsymbol{Y}^T \boldsymbol{Y} = 1273.6$$

となる．これらの結果から得られる分散分析表を，表 9-7 に示す．これによると時期の効果によって説明される平方和は 8.4，個人差によって説明される平方和は 13.0 である．残差平方和はそれを引いて 6.0 となる．その結果，治療の平方和は同じであるが，F 値は 3.16 から 8.38 と大きくなり，$p < 0.01$ となる．

表 9-7 睡眠薬臨床試験データから得られた分散分析表（時期・個人の効果の調整あり）

変動要因	自由度	平方和	平均平方	F 値	p 値
切片	1	1239.0	1239.0		
治療	2	7.2	3.6	8.38	< 0.01
時期	2	8.4	4.2	9.78	< 0.01
個人	8	13.0	1.6	3.76	0.01
残差	14	6.0	0.4		
合計	27	1273.6			

回帰係数の推定では，TREATMENT は 3 水準あるから，デザイン行列のコーディングに気を付けた方がよい．新規睡眠薬の患者のデザイン行列を $\boldsymbol{X}_{1i} = (1,1,0)$，既存の睡眠薬を $\boldsymbol{X}_{1i} = (1,0,1)$，プラセボを $\boldsymbol{X}_{1i} = (1,0,0)$ とコーディングすると解釈しやすい．プラセボ群が基準になるからである．

表 9-6 と表 9-7 に対応する回帰係数を表 9-8 に示す．この表によるとどちらのモデルも回帰係数の値は同じで，信頼区間と p 値だけが異なっている．これはすでに述べたように，デザイン行列が直交している因子同士は，回帰係数の計算に影響しないためである．

表 9-8 睡眠薬臨床試験データにおける時期・個人の効果の調整前後の回帰係数

	調整なし			調整あり		
	回帰係数	95%信頼区間	p 値	回帰係数	95%信頼区間	p 値
切片	6.10	5.44 ~ 6.76	< 0.01	6.72	6.08 ~ 7.36	< 0.01
新規睡眠薬	1.26	0.33 ~ 2.19	< 0.01	1.26	0.82 ~ 1.69	< 0.01
既存の睡眠薬	0.77	−0.16 ~ 1.70	0.11	0.77	0.33 ~ 1.20	< 0.01
プラセボ	Ref			Ref		

最小 2 乗法の起源

最小 2 乗法の起源は，Adrien-Marie Legendre（1752–1833）と Carl Friedrich Gauss（1777–1855）まで遡ることができる．Gauss の功績は，最小 2 乗法に数学的にある種の最適性があることを証明したことである．Gauss–Markov（ガウス・マルコフ）の定理によると，誤差が観測値間で無相関かつ分散が均一であるとき，最小 2 乗推定量は，線型不偏推定量の中で分散がもっとも小さいことが示される．本書では線型推定量に限った議論はしていないため，Gauss–Markov の定理は扱っていない．

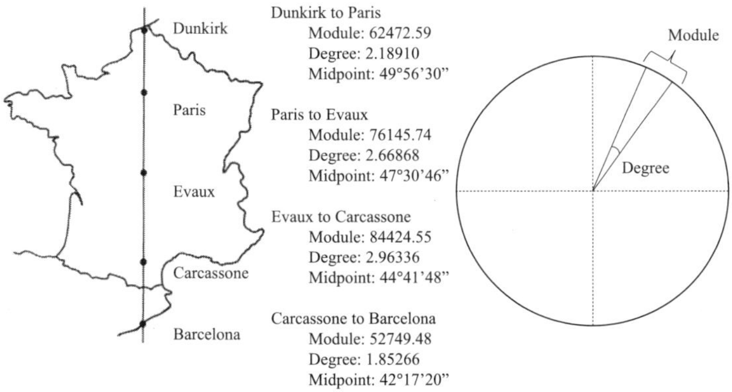

図 9-3 1795 年に測定されたダンケルク（Dunkirk），パリ（Paris），エヴォー（Evaux），カルカソンヌ（Carcassone），バルセロナ（Barcelona）の各地点間の距離，角度，中央地点の緯度

最小 2 乗法が正式な形で初めて使用されたのは，フランスの測量データを用いたメートルの（実は同じことなのだが地球の大きさの）決定とされている．図 9-4 は，1795 年にダンケルク（Dunkirk），パリ（Paris），エヴォー（Evaux），カルカソンヌ（Carcassone），バルセロナ（Barcelona）の各地点間の距離（module），角度（degree），中央地点の緯度（midpoint）を測定したデータである（Stigler

1981）．ここから地球の大きさを推定するにはどうしたらよいだろうか．ダンケルクとパリ間の距離は 62472.59 module（module は当時の長さの単位で，1 module = 3.895344 m, 62472.59 module = 243.4 km）であり，2 点間の角度は 2.18910 degree である．円周上の距離と角度の対応を考えると，地球の円周の長さは $(243.4/2.18910) \times 360 = 40027$ km と計算できるだろう．

Gauss は，地球が楕円体であることを考慮して，以下のような 4 つの一次方程式を立てた．

$$111.17 = \alpha + \beta \times 0.586$$

$$111.15 = \alpha + \beta \times 0.544$$

$$110.97 = \alpha + \beta \times 0.495$$

$$110.91 = \alpha + \beta \times 0.453$$

この方程式の係数は，4 地点それぞれの Y = module/degree，$X = \sin^2$ (midpoint) からきたものである．そして地球の円周の長さ $= 360(\alpha + \beta/2)$ と計算される．これらの式は，誤差項 ε を加えて以下の回帰式で表現できる．

$$Y = \alpha + \beta X + \varepsilon$$

最小 2 乗法を用いて未知数 α，β を求めると，$\alpha = 28224$，$\beta = 546.7$ が得られる．地球の円周の長さは 39963 km と推定される．地球の円周は 40075 km なので，それなりの精度である．

このように，ゲッティンゲン大学の天文台長だった Gauss とパリ天文台の測地にかかわっていた Legendre は，このデータからそれぞれ独自に地球の大きさを推定した．これが最小 2 乗法の起源とされる．出版物でいえば，1805 年に Legendre による Nouvelles méthodes pour la détermination des orbites des comètes（彗星の軌道決定のための新しい方法）で先に最小 2 乗法が公表され，その後 1809 年に Gauss による Theoria motus corporum celestium（天体の運行に関する理論）が刊行された．

演習問題

〈直交した実験計画〉

問 1 性別ごとに実薬またはプラセボを割付ける層別ランダム化臨床試験を行ったとする．男性 4 人のうち実薬 2 人，プラセボ 2 人だった．女性 4 人のうち実薬 2 人，プラセボ 2 人だった．このような実験計画を，直交するデザイン行列を用いて指定せよ．

問2 以下の行列 $\boldsymbol{X}$ は，後の章で扱う降圧薬臨床試験で考えられるデザイン行列のひとつである．$\boldsymbol{X}_1$ と $\boldsymbol{X}_2$ と $\boldsymbol{X}_3$ は，それぞれ切片項，治療（カプトプリルなら 1，プラセボなら −1），収縮期血圧ベースライン値を表している．

$$\boldsymbol{X} = (\boldsymbol{X}_1, \boldsymbol{X}_2, \boldsymbol{X}_3) = \begin{pmatrix} 1 & 1 & 147 \\ 1 & 1 & 129 \\ 1 & 1 & 158 \\ 1 & 1 & 164 \\ 1 & 1 & 134 \\ 1 & 1 & 155 \\ 1 & 1 & 151 \\ 1 & 1 & 141 \\ 1 & 1 & 153 \\ 1 & -1 & 133 \\ 1 & -1 & 129 \\ 1 & -1 & 152 \\ 1 & -1 & 161 \\ 1 & -1 & 154 \\ 1 & -1 & 141 \\ 1 & -1 & 156 \end{pmatrix}$$

$\boldsymbol{X}_2$ と $\boldsymbol{X}_3$ について直交性は成り立っているだろうか．

(A) 直交している

(B) 直交していない

問3 デザイン行列が，$\boldsymbol{X} = (\boldsymbol{X}_1, \boldsymbol{X}_2, \boldsymbol{X}_3)$ というように分割でき，$\boldsymbol{X}_1$ と $\boldsymbol{X}_2$ と $\boldsymbol{X}_3$ は，それぞれ切片項，治療（実薬なら 1，プラセボなら −1），ベースライン共変量を表すとする．デザイン行列 $\boldsymbol{X}$ が直交しているとき，一般化線型モデルの性質について，正しいものを選べ．

(A) 治療効果の検出力は $\boldsymbol{X}_3$ で調整した方が常に高くなるから，調整した方がよい

(B) 治療効果の検出力に $\boldsymbol{X}_3$ は影響しないから，調整するメリットはない

(C) 治療効果の検出力は $\boldsymbol{X}_3$ がどのような特徴をもつかによるが，調整してもデメリットはない

(D) モデルがロジスティック回帰だったとしても，$\boldsymbol{X}_3$ による調整の有無で Simpson のパラドックスは生じない

〈変数変換と単位〉

問4 血圧をアウトカム，LDL コレステロールを共変量として，正規線型モデルを当てはめたとする．LDL コレステロールの単位を，mg/dL から mmol/L に変換したとき，回帰係数はどのように変化するか．ただし LDL コレステロール (mmol/L) = LDL コレステロール (mg/dL) × 0.02586 である．

(A) 0.02586 倍

(B) 1/0.02586 倍

(C) 変化しない

(D) 上の 3 つはすべて誤り

問5 脳卒中発症をアウトカム，LDL コレステロールを共変量としてロジスティック回帰を当てはめたとする．LDL コレステロールの単位を，mg/dL から mmol/L に変換したとき，オッズ比は何倍になるか．

(A) 0.02586 倍

(B) 1/0.02586 倍

(C) 変化しない

(D) 上の 3 つはすべて誤り

10 一般化線型モデル

一般化線型モデルは，9 章の分散分析や 1 章で紹介した寿命調査で用いられた Poisson 回帰を含む回帰モデルの総称である．この章では，一般化線型モデルを一般的な表現で与える．このモデルはパラメトリック分布の一種であるため，大標本では最尤法が適用できる．一般化線型モデルのパラメータ推定量は，スコア方程式を数値的に解くことで得られる．検定や信頼区間は 6 章で述べたように最尤法によって構成することができる．

キーワード	赤池情報量規準（AIC），Kullback–Leibler 情報量，指数型分布族，自然パラメータ，十分統計量，スコア方程式，正準型，正準リンク関数，多重共線性，デザイン行列，分散拡大因子，リンク関数
事　例	6 都市研究

10.1 指数型分布族

10.1.1 定　義

確率変数 Y が，単一のパラメータ θ によって規定される確率分布に従い，確率密度関数または確率関数が

$$p(y;\theta) = \exp\left[a(y)b(\theta) + c(\theta) + d(y)\right]$$

という形式で表されるとき，この分布のクラスを指数型分布族（exponential family）という．関数 $a(x)$，$b(x)$，$c(x)$，$d(x)$ の選び方によって，正規分布や 2 項分布など，指数型分布族のどれかがが決まる．別の言い方をすれば，確率分布によっては扱いづらいものもあるから，指数型分布族だけに注目することで，一般化線型モデルへ拡張しやすくした，といった方がわかりやすいかもしれない．

特に $a(y) = y$ のとき，この分布は正準（canonical）と呼ばれる．正規分布，

2 項分布，Poisson 分布はすべて正準な指数型分布族である．また，$b(\theta)$ のことを自然パラメータ（natural parameter）という．

指数型分布族にはいくつか便利な特徴がある．まず，$a(y)$ の期待値と分散は，$b(\theta)$ と $c(\theta)$ を用いて以下のように書ける．

$$\mathrm{E}[a(Y)] = -\frac{c'(\theta)}{b'(\theta)}$$

$$\mathrm{Var}[a(Y)] = \frac{b''(\theta)c'(\theta) - c''(\theta)b'(\theta)}{[b'(\theta)]^3}$$

また，指数型分布族の対数尤度関数は

$$l(\theta) = a(y)b(\theta) + c(\theta) + d(y)$$

だから，スコア関数はこれを微分して

$$U(\theta) = a(y)b'(\theta) + c'(\theta)$$

となる．また，定理 5-3 より，スコア関数の期待値は

$$\mathrm{E}[U(\theta)] = 0$$

であり，Fisher 情報量はスコア関数の分散であるから

$$I(\theta) = \mathrm{Var}[U(\theta)] = [b'(\theta)]^2 \mathrm{Var}[a(Y)]$$

となる．

■ 10.1.2 例：正規分布

正規分布の確率密度関数は，次のように変形できる．

$$\begin{aligned} p(y;\mu,\sigma^2) &= \frac{1}{\sqrt{2\pi\sigma^2}} \exp\left[-\frac{1}{2}\left(\frac{y-\mu}{\sigma}\right)^2\right] \\ &= \exp\left[\frac{y\mu}{\sigma^2} - \frac{y^2}{2\sigma^2} - \frac{\mu^2}{2\sigma^2} - \frac{1}{2}\log(2\pi\sigma^2)\right] \end{aligned}$$

ここで

$$b\,(\mu) = \frac{\mu}{\sigma^2}$$

$$c\,(\mu) = -\frac{\mu^2}{2\sigma^2} - \frac{1}{2}\log(2\pi\sigma^2)$$

$$d(y) = -\frac{y^2}{2\sigma^2}$$

とおけば，明らかに正準形の指数型分布族であることがわかる．さらに，簡単

な計算から

$$\mathrm{E}(Y) = -\frac{c'(\theta)}{b'(\theta)} = \mu$$

$$\mathrm{Var}(Y) = \frac{b''(\theta)c'(\theta) - c''(\theta)b'(\theta)}{[b'(\theta)]^3} = \sigma^2$$

であることも確認できる.

10.2　一般化線型モデル

■ 10.2.1　モデルの構造

9 章までは独立同一な指数型分布族の最尤法について述べてきた. それでは, この結果を平均が共通という仮定が満たされない状況に適用するには, どうしたらよいだろうか. 一般化線型モデルを提案した Nelder and Wedderburn（1972）のアイデアは, 以下のようなものである. まず, Y_i の分布が正準つまり $a(y) = y$ で, θ_i という単一のパラメータによって決まる. さらにそれ以外の関数は, i を通じて共通であると仮定する.

$$p(y_i; \theta_i) = \exp\left[y_i b(\theta_i) + c(\theta_i) + d(y_i)\right]$$

このとき, Y_i（$i = 1, \ldots, N$）の同時分布は

$$\begin{aligned} p(y_1, \ldots, y_N) &= \prod_{i=1}^{N} \exp\left[y_i b(\theta_i) + c(\theta_i) + d(y_i)\right] \\ &= \exp\left[\sum_{i=1}^{N} y_i b(\theta_i) + \sum_{i=1}^{N} c(\theta_i) + \sum_{i=1}^{N} d(y_i)\right] \end{aligned}$$

と書くことができる. ただし, 個人レベルの N 個のパラメータ θ_i をすべて推定したいわけではない. 関心があるのは, Y_i の平均とデザイン行列 $\boldsymbol{X}_i$ の関係を表す

$$g[\mathrm{E}(Y_i|\boldsymbol{X}_i)] = \boldsymbol{X}_i\boldsymbol{\beta}$$

である. このような構造を持つ確率分布のことを一般化線型モデル（generalized linear model）という. このとき個人レベルのパラメータ θ_i は, p 次元のパラメータ $\boldsymbol{\beta}$ によって表される. ただし, パラメータの数は $N > p$ でなければならない.

ここで $g(x)$ は, リンク関数（link function）と呼ばれる 1 対 1 の単調な変換で

ある．実際の解析では，リンク関数はデータへの当てはまりに応じて選択される．指数型分布族の性質から明らかなように，θ_i，$\mathrm{E}(Y_i|\boldsymbol{X}_i)$，$\boldsymbol{\beta}$ は，関数 $b(x)$，$c(x)$，$g(x)$ を用いて，相互に変換可能な関係にある．

■ 10.2.2 十分統計量と正準リンク関数

一般化線型モデルの同時分布は積の形式になっているが，これは最尤法の計算上都合がよい．なぜなら対数尤度関数が

$$l(\theta_1, ..., \theta_N) = \sum_{i=1}^{N} y_i b(\theta_i) + \sum_{i=1}^{N} c(\theta_i) + \sum_{i=1}^{N} d(y_i)$$

という関数 $b(x)$，$c(x)$，$d(x)$ の和で表されるからである．

リンク関数として，データの特徴や目的に応じてさまざまな変換を用いることができるが，特に重要なのは，対数尤度の第 1 項が

$$\sum_{i=1}^{N} y_i b(\theta_i) = \sum_{i=1}^{N} y_i \boldsymbol{X}_i \boldsymbol{\beta}$$

と表されるような関数である．なぜなら，このときパラメータ $\boldsymbol{\beta}$ の最尤推定量が，$\sum_{i=1}^{N} y_i \boldsymbol{X}_i$ だけに依存することになるからである．このとき，特にサンプルサイズが小さいときに計算が安定することが知られている．$\sum_{i=1}^{N} y_i \boldsymbol{X}_i$ を一般化線型モデルの十分統計量（sufficient statistics）という[*1)]．そして，上のような性質を満たすリンク関数は正準リンク関数（canonical link function）と呼ばれ，実際の統計解析ではこれを選ぶことが多い．

$$\mathrm{E}(Y_i|\boldsymbol{X}_i) = \mu_i$$

とおけば，正規分布，2 項分布，Poisson 分布の正準リンク関数は

$$g(\mu_i) = \mu_i \qquad \text{for normal}$$

$$g(\mu_i) = \log\left(\frac{\mu_i}{1-\mu_i}\right) \qquad \text{for binomial}$$

$$g(\mu_i) = \log(\mu_i) \qquad \text{for Poisson}$$

となる．正準リンク関数を用いたモデルは，他のリンク関数に比べて，サンプ

---

*1) ある統計量 $t(Y)$ が，パラメータ θ の十分統計量であるとは，$t(Y)$ を与えたときの Y の条件付分布が，θ の値に依存しなくなることをいう．
十分統計量とは，ある意味でデータに含まれる情報をすべて要約するような統計量のことである．一般化線型モデルのケースでは，データの持つパラメータ $\boldsymbol{\beta}$ に関する情報は，$\sum_{i=1}^{N} y_i \boldsymbol{X}_i$ にすべて含まれている．

ルサイズが小さいとき最尤推定量の挙動がよい．そのよい例が，2 項分布におけるロジスティック回帰である．

これまでの結果を整理しよう．表 10-1 のように正規分布，2 項分布，Poisson 分布はすべて指数型分布族の形に変形できるから，一般化線型モデルに拡張することができる．そしてそれぞれが対応する正準リンク関数を持つ．

表 10-1　指数型分布族の例

確率分布	$b(\theta)$	$c(\theta)$	$d(y)$	正準リンク関数
正規分布	$\dfrac{\mu}{\sigma^2}$	$-\dfrac{\mu^2}{2\sigma^2}$	$-\dfrac{y^2}{2\sigma^2}-\dfrac{1}{2}\log(2\pi\sigma^2)$	$g(x)=x$
2 項分布	$\log\left(\dfrac{\pi}{1-\pi}\right)$	$N\log(1-\pi)$	$\log\begin{pmatrix}N\\y\end{pmatrix}$	$g(x)=\log\left(\dfrac{x}{1-x}\right)$
Poisson 分布	$\log(\lambda)$	$-\lambda$	$-\log(y!)$	$g(x)=\log(x)$

■ 10.2.3　推　定

一般化線型モデルにおいて，パラメータベクトル $\boldsymbol{\beta}=(\beta_1,\ldots,\beta_p)^T$ の最尤推定量はどのように計算されるのだろうか．その方針はこれまでと同様である．つまり，対数尤度を偏微分した β_j のスコア関数

$$U_j=\frac{\partial l(\theta_1,\ldots,\theta_N)}{\partial\beta_j}$$

の具体的な形を求めて，パラメータ $\boldsymbol{\beta}$ 全体のスコア方程式

$$\boldsymbol{U}(\boldsymbol{\beta})=\begin{pmatrix}U_1\\\vdots\\U_p\end{pmatrix}=0$$

を解けばよい．

導出は後に述べることにして，先に結果を示そう．パラメータ β_j に対応するスコア関数の要素は

$$U_j=\sum_{i=1}^{N}\frac{y_i-\mu_i}{\mathrm{Var}(Y_i|\boldsymbol{X}_i)}x_{ij}\frac{\partial\mu_i}{\partial\eta_i}$$

で与えられる．ただし

$$\mathrm{E}(Y_i|\boldsymbol{X}_i)=\mu_i$$

$$g(\mu_i)=\eta_i$$

とおいた．

Fisher 情報行列 $\boldsymbol{I} = \mathrm{E}(UU^T)$ は，$I_{jk} = \mathrm{E}(U_jU_k)$ を j 行目 k 列目の要素とする $N \times N$ 行列になる．この要素は，スコア関数を微分することで

$$I_{jk} = \sum_{i=1}^{N} \frac{x_{ij}x_{ik}}{\mathrm{Var}(Y_i|\boldsymbol{X}_i)} \left(\frac{\partial \mu_i}{\partial \eta_i}\right)^2$$

と導ける．全体を行列として表すときは，$\boldsymbol{W}$ を

$$w_{ii} = \frac{1}{\mathrm{Var}(Y_i|\boldsymbol{X}_i)} \left(\frac{\partial \mu_i}{\partial \eta_i}\right)^2$$

を i 行 i 列の要素とする $N \times N$ 対角行列として定義するよい．Fisher 情報行列は

$$\boldsymbol{I} = \boldsymbol{X}^T \boldsymbol{W} \boldsymbol{X}$$

と表すことができる．

最後に，パラメータ β_j のスコア関数がどのように導かれたのかを示してこの節を終わろう．一般化線型モデルにおいて，対数尤度関数は個々のデータの和の形になる．そのため，i 番目のデータがどのように尤度へ貢献するかは

$$l_i = y_i b(\theta_i) + c(\theta_i) + d(y_i)$$

と表される．β_j のスコア関数は，微分の連鎖公式を用いて

$$U_j = \sum_{i=1}^{N} \frac{\partial l_i}{\partial \beta_j} = \sum_{i=1}^{N} \frac{\partial l_i}{\partial \theta_i} \frac{\partial \theta_i}{\partial \mu_i} \frac{\partial \mu_i}{\partial \beta_j}$$

と表すことができる．3 つの偏微分についてひとつひとつ考えていこう．目標は $b(\theta_i)$，$c(\theta_i)$，$d(y)$ の部分を具体的な形に置き換えることである．ひとつ目の部分は

$$\frac{\partial l_i}{\partial \theta_i} = y_i b'(\theta_i) + c'(\theta_i) = b'(\theta_i)(y_i - \mu_i)$$

となる．次に

$$\mu_i = -\frac{c'(\theta_i)}{b'(\theta_i)}$$

を微分して

$$\frac{\partial \mu_i}{\partial \theta_i} = \frac{-c''(\theta_i)}{b'(\theta_i)} + \frac{c'(\theta_i)b''(\theta_i)}{b'(\theta_i)^2} = b'(\theta_i)\mathrm{Var}(Y_i|\boldsymbol{X}_i)$$

となることを利用すれば

$$\frac{\partial \theta_i}{\partial \mu_i} = \left(\frac{\partial \mu_i}{\partial \theta_i}\right)^{-1} = \frac{1}{b'(\theta_i)\mathrm{Var}(Y_i|\boldsymbol{X}_i)}$$

が導かれる．最後の部分は，$\eta_i = \boldsymbol{X}_i\boldsymbol{\beta}$ の偏微分を考えれば

$$\frac{\partial \mu_i}{\partial \beta_j} = \frac{\partial \mu_i}{\partial \eta_i}\frac{\partial \eta_i}{\partial \beta_j} = \frac{\partial \mu_i}{\partial \eta_i} x_{ij}$$

となる．個々のデータのスコアへの貢献は，3つの偏微分の積である．よって総和をとれば

$$U_j = \sum_{i=1}^{N} \frac{y_i - \mu_i}{\mathrm{Var}(Y_i|\boldsymbol{X}_i)} x_{ij} \frac{\partial \mu_i}{\partial \eta_i}$$

が導かれる．

Newton–Raphson 法

スコア方程式を解くにはどうすればよいか．一般化線型モデルのスコア関数は，$\boldsymbol{\beta}$ の非線型の関数になることがふつうなので，簡単に解を求めることができない．そこで，Newton–Raphson（ニュートン・ラプソン）法などの計算アルゴリズムを用いることが一般的である．

Newton–Raphson 法は，ある関数 $f(x)$ とその導関数 $f'(x)$，計算の初期値 $x^{(a=0)}$ が与えられたとき，方程式 $f(x) = 0$ の解を求めるアルゴリズムである．以下の公式を用いた反復計算によって x を更新する．

$$x^{(a+1)} = x^{(a)} - \frac{f\left(x^{(a-1)}\right)}{f'\left(x^{(a-1)}\right)}$$

ここで a は反復回数であり，左辺は a 番目の計算の解を表している．

Newton–Raphson 法では，反復計算を止めるための基準が必要になる．たとえば正の実数 $\varepsilon > 0$ を指定して，反復計算ごとに関数がじゅうぶんゼロに近く

$$|f(x^{(a)})| < \varepsilon$$

となるかをみる，あるいは x の変化が小さく

$$|x^{(a)} - x^{(a-1)}| < \varepsilon$$

を満たすか判定する，といった手続きがとられる．

Newton–Raphson 法をコンピューターで実行するとき，計算精度は浮動小数点の桁数で決まっているから，計算ごとに丸め誤差が生じる．そのため，方程式 $f(x) = 0$ を解くことは，$f(x)$ が十分ゼロに近い x を探すことと考えて実用上は差し支えない．

10.3 情報量規準とモデルの選択

10.3.1 赤池情報量規準

尤度比検定は，対数尤度が帰無仮説と対立仮説のどちらのモデルを支持しているかを判定する手法である．これに対して，解析に用いたモデルは間違っているかもしれないが，どれくらいデータに適合しているかを評価したいときがある．たとえば，一般化線型モデルによる解析では，デザイン行列の異なるモデルの候補は無数にある．このとき，どのモデルを解析に用いるべきかデータへの当てはまりに基づいて選択しなければならない．

モデル選択の指標として，対数尤度関数に最尤推定量を代入した $l(\widehat{\boldsymbol{\beta}})$ を用いることは好ましくない．なぜなら，$l(\widehat{\boldsymbol{\beta}})$ には複雑なモデルを選ぶ方向にバイアスがあるからである．具体例として，一部のパラメータがゼロになるような 2 つの一般化線型モデルで説明しよう．

$$\text{Model A :} \quad \boldsymbol{\beta} = \begin{pmatrix} \mathbf{0} \\ \boldsymbol{\beta}_1 \end{pmatrix}$$

$$\text{Model B :} \quad \boldsymbol{\beta} = \begin{pmatrix} \boldsymbol{\beta}_0 \\ \boldsymbol{\beta}_1 \end{pmatrix} \neq \begin{pmatrix} \mathbf{0} \\ \boldsymbol{\beta}_1 \end{pmatrix}$$

このとき，仮にモデル A が正しかったとしても（つまり $\boldsymbol{\beta}_0 = 0$ だとしても），複雑なモデル B を当てはめたら，得られる推定量 $\widehat{\boldsymbol{\beta}}_0$ はゼロにはならず，対数尤度がもっとも大きくなるような値が選ばれる．これは，対数尤度の値を大きくするような偏りを生じさせる．これを過適合（overfitting）といって，最尤法の欠点のひとつとされている．実際，モデル A とモデル B の対数尤度の値を比べると，モデル B の方が常に大きくなる．つまり，モデル選択の指標として対数尤度関数に最尤推定量を代入した値を用いると，増えたパラメータに意味がなかったとしても，パラメータの数が大きいモデルを選んでしまう*2)．

モデル選択の指標は数多くあるが，ここでは対数尤度から簡便に計算できる赤池情報量規準（AIC）を紹介する（Akaike 1973）．この指標は，最尤推定量の下で評価した対数尤度関数を用いて

*2) モデル選択のため 9 章の決定係数（R^2）を参考にすることもあるが，過適合の問題を伴うのは，対数尤度と同じである．

$$\text{AIC for Model A} = -2l(\widehat{\boldsymbol{\beta}}_{\text{A}}) + 2q$$

や

$$\text{AIC for Model B} = -2l(\widehat{\boldsymbol{\beta}}_{\text{B}}) + 2p$$

と定義される．ただし $\widehat{\boldsymbol{\beta}}_{\text{A}} = (\mathbf{0}, \widehat{\boldsymbol{\beta}}_1)^T$ と $\widehat{\boldsymbol{\beta}}_{\text{B}}$ はそれぞれモデル A と B の最尤推定量，q と p はそれぞれのパラメータ数である．モデルの候補が複数あるとき，AIC が小さいほど予測性能がよいモデルと判断される．

■ 10.3.2 赤池情報量規準と Kullback–Leibler 情報量の関係

データに当てはめたモデル $p(y; \boldsymbol{\beta})$ と真のモデル $q(y)$ との距離を測る指標のひとつとして，Kullback–Leibler 情報量

$$KL = \int \log\left[\frac{q(y)}{p(y; \boldsymbol{\beta})}\right] q(y)\, dy$$

がある．モデル選択では AIC が小さいモデルがよいと判断されるわけだが，それは Kullback–Leibler 情報量が小さいという意味で，真のモデルに近いモデルを選択するという操作になっている．この点について補足しよう．

Kullback–Leibler 情報量は

$$KL = \int \log\left[q(y)\right] q(y)\, dy - KL(\widehat{\boldsymbol{\beta}})$$

というように当てはめたモデル $p(y; \widehat{\boldsymbol{\beta}})$ に依存しない項と依存する項にわけることができる．ただし

$$KL(\boldsymbol{\beta}) = \text{E}[\log[p(y; \boldsymbol{\beta})]]$$

とおいた．第 1 項はモデルに依存しないから，$\text{KL}(\widehat{\boldsymbol{\beta}})$ が最大になるようなモデルが，Kullback–Leibler 情報量を最小にするわけである．ただし対数尤度は $l(\boldsymbol{\beta}) = \sum_{i=1}^{N} \log[p(y_i; \boldsymbol{\beta})]$ と定義されるから，対数尤度と $KL(\widehat{\boldsymbol{\beta}})$ には

$$KL(\boldsymbol{\beta}) = \frac{1}{N}\text{E}[l(\boldsymbol{\beta})]$$

という関係があることに注意してほしい．

$KL(\widehat{\boldsymbol{\beta}})$ を，Taylor 展開などを用いて近似すると，以下の結果が得られる．AIC との関係をわかりやすくするため，-2 を掛けたものを考えると

$$\begin{aligned}
-2N \times KL(\widehat{\boldsymbol{\beta}}) &\approx -2N \times KL(\boldsymbol{\beta}) + (\widehat{\boldsymbol{\beta}} - \boldsymbol{\beta})^T \boldsymbol{I}(\boldsymbol{\beta})(\widehat{\boldsymbol{\beta}} - \boldsymbol{\beta}) \\
&\approx -2\text{E}[l(\boldsymbol{\beta})] + (\widehat{\boldsymbol{\beta}} - \boldsymbol{\beta})^T \boldsymbol{I}(\boldsymbol{\beta})(\widehat{\boldsymbol{\beta}} - \boldsymbol{\beta}) \\
&\approx -2\text{E}[l(\widehat{\boldsymbol{\beta}})] + 2(\widehat{\boldsymbol{\beta}} - \boldsymbol{\beta})^T \boldsymbol{I}(\boldsymbol{\beta})(\widehat{\boldsymbol{\beta}} - \boldsymbol{\beta}) \\
&\approx -2\text{E}[l(\widehat{\boldsymbol{\beta}})] + 2\chi_p^2
\end{aligned}$$

さらに両辺の期待値をとると，$\mathrm{E}(\chi_p^2) = p$ だから以下の結果が得られる．

$$-2N \times \mathrm{E}[KL(\widehat{\boldsymbol{\beta}})] \approx -2\mathrm{E}[l(\widehat{\boldsymbol{\beta}})] + 2p$$

次に AIC の期待値を考えると，これは

$$\mathrm{E}\,(AIC) = -2\mathrm{E}[l(\widehat{\boldsymbol{\beta}})] + 2p$$

であることは定義から明らかである．両者の式を比べてみると，$-2N \times KL(\widehat{\boldsymbol{\beta}})$ と AIC の期待値には近似的な関係があることがわかる．この結果は，あるモデルの AIC が小さいとき，Kullback–Leibler 情報量の意味で真のモデルに近いであろうことを意味している．

この議論は期待値のみ考えていて，AIC のバラツキを考えていないことに注意してほしい．あるモデルが別のモデルに比べて，AIC がわずかに小さいだけでは，Kullback–Leibler 情報量に真に差はないこともあり得る．このようなケースでは，モデル間に予測性能の差はないと判断すべきだろう．

■ 10.3.3 事例：大気汚染物質と死亡率

AIC を用いたモデル選択について，6 都市研究データを例に説明しよう．ここでは，8 種類の大気汚染物質のうちどれがもっとも死亡率との関連が強いか，そしてその関連は直線でじゅうぶん説明できるか（2 次以上の項に意味があるか）に関心があるとする．

データをみて，まず気づくことは大気汚染物質濃度間に強い相関があるということである．図 10-1 は，微小粒子と硫酸塩粒子の散布図である．両者の相関係数は 0.98 と非常に強い．微小粒子と硫酸塩粒子を，同時に共変量に含めたときの分散拡大因子*3) は 33.3 と非常に大きい．さらに，SO_2 濃度は，総粒子，微小粒子，吸入性粒子，エアロゾル酸度の数値の線型結合によって計算できる．したがって，これらの大気汚染物質を複数デザイン行列に含めたとしても，多重共線性*3) が生じたり，回帰係数が一意に定まらなかったりするから，有用な情報は得られないだろう．

そこで，6 都市研究の 8 種類の大気汚染物質・死亡率データに，以下のような Poisson 回帰モデルを当てはめ，AIC を用いてモデルを比較する．モデルの候補は以下の 16 通りになる．

---

*3) 多重共線性や分散拡大因子については 9.9 節参照．

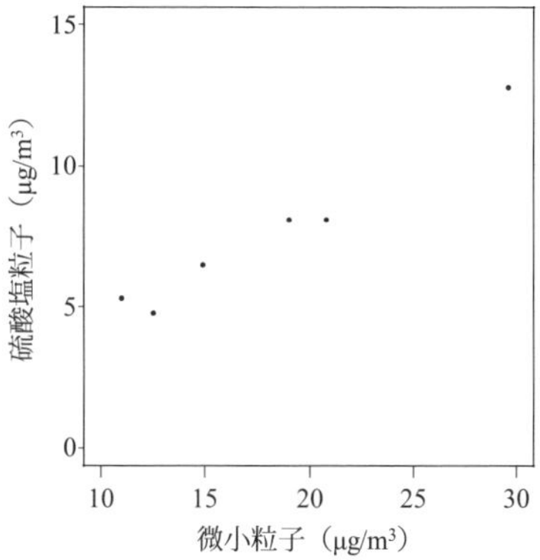

図 10-1　6 都市研究における微小粒子と硫酸塩粒子の散布図

$$\log[\mathrm{E}(Y|\text{TOTAL PARTICLE})] = \text{INTERCEPT} + \text{TOTAL PARTICLE}$$

$$\log[\mathrm{E}(Y|\text{TOTAL PARTICLE})] = \text{INTERCEPT} + \text{TOTAL PARTICLE} + \text{TOTAL PARTICLE}^2$$

$$\log[\mathrm{E}(Y|\text{INHALABLE PARTICLE})] = \text{INTERCEPT} + \text{INHALABLE PARTICLE}$$

$$\log[\mathrm{E}(Y|\text{INHALABLE PARTICLE})] = \text{INTERCEPT} + \text{INHALABLE PARTICLE} + \text{INHALABLE PARTICLE}^2$$

$$\log[\mathrm{E}(Y|\text{FINE PARTICLE})] = \text{INTERCEPT} + \text{FINE PARTICLE}$$

$$\log[\mathrm{E}(Y|\text{FINE PARTICLE})] = \text{INTERCEPT} + \text{FINE PARTICLE} + \text{FINE PARTICLE}^2$$

$$\log[\mathrm{E}(Y|\text{FINE PARTICLE})] = \text{INTERCEPT} + \text{SULFATE PARTICLE}$$

$$\log[\mathrm{E}(Y|\text{SULFATE PARTICLE})] = \text{INTERCEPT} + \text{SULFATE PARTICLE} + \text{SULFATE PARTICLE}^2$$

$$\log[\mathrm{E}(Y|\text{AREROSOL ACIDITY})] = \text{INTERCEPT} + \text{AREROSOL ACIDITY}$$

$$\log[\mathrm{E}(Y|\text{AREROSOL ACIDITY})] = \text{INTERCEPT} + \text{AREROSOL ACIDITY} + \text{AREROSOL ACIDITY}^2$$

$$\log[\mathrm{E}(Y|\text{SULFUR DIOXIDE})] = \text{INTERCEPT} + \text{SULFUR DIOXIDE}$$

$$\log[\mathrm{E}(Y|\text{SULFUR DIOXIDE})] = \text{INTERCEPT} + \text{SULFUR DIOXIDE} + \text{SULFUR DIOXIDE}^2$$

$$\log[E(Y|\text{NIROGEN DIOXIDE})] = \text{INTERCEPT} + \text{NIROGEN DIOXIDE}$$

$$\log[E(Y|\text{NIROGEN DIOXIDE})] = \text{INTERCEPT} + \text{NIROGEN DIOXIDE} + \text{NIROGEN DIOXIDE}^2$$

$$\log[E(Y|\text{OZONE})] = \text{INTERCEPT} + \text{OZONE}$$

$$\log[E(Y|\text{OZONE})] = \text{INTERCEPT} + \text{OZONE} + \text{OZONE}^2$$

表 10-2 は，16 通りの Poisson 回帰モデルを当てはめ，AIC を求めた結果である．AIC が小さい（適合度がよい）のは SO_2（2 次曲線），NO_2（2 次曲線），SO_2（直線）の順である．この 3 つのモデルの AIC の差は小さく，データへの当てはまりは同程度である．総粒子と吸入性粒子は，直線の方が，AIC は小さい．これは，2 次の項を追加しても，適合度が改善しなかったことを意味している．

表 10-3 と図 10-2 に，もっとも AIC が小さかった SO_2 濃度に関する推定結果と予測曲線を示す．図のドットは各都市の死亡率の実測値であり，実線は直線モデル，破線は 2 次曲線モデルである．6 都市研究では，大気汚染物質は都市単位で測定された．そのため，図 10-2 の実測値（ドット）は 6 点しかない．都市間の死亡率の違いは，横軸に SO_2 濃度をとった 2 次曲線でよく説明されている．

表 10-2　6 都市研究データにおける AIC による直線・2 次曲線モデルの比較

モデル	AIC	モデル	AIC
SO_2（2 次曲線）	53.5	微小粒子（2 次曲線）	63.8
NO_2（2 次曲線）	56.0	微小粒子（直線）	64.3
SO_2（直線）	56.8	総粒子（2 次曲線）	65.4
硫酸塩粒子（2 次曲線）	57.7	吸入性粒子（直線）	68.2
NO_2（直線）	58.5	吸入性粒子（2 次曲線）	70.0
オゾン（2 次曲線）	59.5	オゾン（直線）	75.9
硫酸塩粒子（直線）	61.9	エアロゾル濃度（2 次曲線）	91.7
総粒子（直線）	63.5	エアロゾル濃度（直線）	94.3

表 10-3　6 都市研究データにおける SO_2 濃度と死亡率の関係を表す直線・2 次曲線モデルの比較

	直線				2 次曲線			
	回帰係数	95%信頼区間		p 値	回帰係数	95%信頼区間		p 値
切片	−4.573	−4.661	−4.485	< 0.01	−4.712	−4.862	−4.562	< 0.01
SO_2（1 次）	0.214	0.149	0.280	< 0.01	0.549	0.256	0.843	< 0.01
SO_2（2 次）					−0.013	−0.023	−0.002	0.02

*回帰係数は SO_2 10 ppb（またはその 2 乗）増加あたりの値を示す．

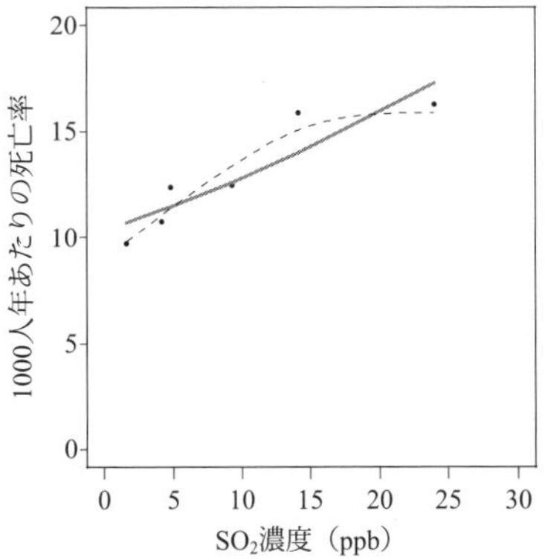

図 10-2　6 都市研究データにおける SO_2 濃度と死亡率の関係を表す散布図
ドットは各都市の死亡率の実測値，実線は直線 Poisson 回帰，破線は 2 次曲線 Poisson 回帰

■ 10.3.4　事例から得られた教訓

表 10-2 の結果は，2 次曲線が，大気汚染物質と死亡率の関係を完全に表す真のモデルということを意味しているわけではない．なぜなら AIC は，モデル間の相対的な評価にすぎないからである．モデルがどんなにデータに当てはまっていたとしても，年齢，性，疾患といった死亡に関連することがわかっている個人レベルの共変量は考慮されていない．このように考えると，解析に用いられたデータは都市レベルのもので，死亡という個人レベルの現象をモデル化するには限界があることがわかるだろう．

6 都市研究では，個人レベルの共変量（年齢，性，喫煙，教育歴，BMI，職業上の曝露，高血圧，糖尿病）を調整してもなお，微小粒子と死亡率に関連があったと報告されている．論文の結論は，「未測定で，検討されていないリスク因子の影響を排除できたとはいえないが，微小粒子や他の複合的な汚染物質は米国のいくつかの都市の死亡率の増加に寄与していることを，この結果は示唆している」というものだった（Dockery, et al. 1993）．

公害問題からの教訓

6都市研究は，大気汚染といういわゆる公害問題を扱った事例である．疫学研究を行って，公害による健康被害の有無やその程度・範囲を調べることは多い．それは医学研究の中で，もっとも困難が多くデリケートなもののひとつである．実際に多くの公害問題にかかわった統計学者の発言がある（吉村 1976）．

「公害においてまず問題になることは，異常の確認と原因の追及である．公害は人為的災害である．すなわち，加害者と被害者があり，前者はきわめて横着である．被害者が直接の被害感にもとづき，直観で感じられる加害者に発生源除去を申し入れても，全く相手にしないのがふつうである．

（中略）いろんな分野の熟達者が，専門にとらわれずに対象となっている問題の解決に協力し，努力するのが役に立つ．その際，統計的視点はかけてはならないものである．（中略）視点として特に必要なものは

- コントロールを適切に設定すること
- 測定の誤差と対象そのものの持つ変動性とを区別し，かつその大きさを評価すること
- 適切な分布法則を想定すること
- 偏りとばらつきを区別し，前者によって推論がゆがめられないようにすること
- 層別などによってみかけの相関を除くこと
- 変数変換などを駆使して，単純な関数関係の表現を見出すこと
- 誤差的変動をこえて出される法則性，つまり，統計的有意ということの実質的意味を誤解しないこと
- 統計的に認識されるうわべの関係や特徴を，内在する法則性への確信に転化させる論理を正しく用いること

などである」

これは50年近く前の発言だが，最近の医学研究でもその重要性は変わっておらず，普遍性のある教訓と思う．本書を執筆するにあたって，それぞれの視点をできるだけ盛り込むように心掛けた．

演 習 問 題

〈指数型分布族の期待値〉

問 1　分散が既知の正規分布に従う確率変数 Y の期待値を求めたい．この場合の $b'(\mu), c'(\mu)$，$-c'(\mu)/b'(\mu)$ の組み合わせとして，正しいものを選べ．ただし，$b'(\mu)$ は $b(\mu)$ の，$c'(\mu)$ は $c(\mu)$ の導関数である．

(A) $b'(\mu) = 1$　$c'(\mu) = -\mu$　$-c'(\mu)/b'(\mu) = \mu$

(B) $b'(\mu) = \mu$　$c'(\mu) = -\mu^2$　$-c'(\mu)/b'(\mu) = \mu$

(C) $b'(\mu) = 1/\sigma^2$　$c'(\mu) = -\mu/\sigma^2$　$-c'(\mu)/b'(\mu) = \mu$

(D) $b'(\mu) = \mu/\sigma^2$　$c'(\mu) = -\mu^2/\sigma^2$　$-c'(\mu)/b'(\mu) = \mu$

問 2　Poisson 分布に従う確率変数 Y の期待値を求めたい．この場合の $b'(\mu)$，$c'(\mu)$，$-c'(\mu)/b'(\mu)$ の組み合わせとして，正しいものを選べ．ただし

$$b(\lambda) = \log(\lambda T)$$

$$c(\lambda) = -\lambda T$$

であり，$b'(\lambda)$ は $b(\lambda)$ の，$c'(\lambda)$ は $c(\lambda)$ の導関数である．

(A) $b'(\lambda) = 1/\lambda$　$c'(\lambda) = -T$　$-c'(\lambda)/b'(\lambda) = \lambda T$

(B) $b'(\lambda) = 1/T$　$c'(\lambda) = -T$　$-c'(\lambda)/b'(\lambda) = T^2$

(C) $b'(\lambda) = \lambda T$　$c'(\lambda) = -T$　$-c'(\lambda)/b'(\lambda) = 1/\lambda$

(D) $b'(\lambda) = T/\lambda$　$c'(\lambda) = -T$　$-c'(\lambda)/b'(\lambda) = \lambda$

11 正規線型モデル

この章では，分散分析・回帰分析の現代版である正規線型モデルについて述べる．古典的な回帰係数の推定方法である最小 2 乗推定量は，最尤推定量として導出することができる．降圧薬臨床試験データを例に，ベースライン値のあるランダム化臨床試験におけるコントロール群の必要性や共変量調整の意義について述べる．糸球体濾過率とクレアチニン濃度の関係を例に，残差プロットが，非線型によるモデルの誤特定を防ぐために有用であることを示す．

キーワード	一般線型モデル，共変量調整，正規線型モデル，正規分布，最小 2 乗法，残差プロット，線型性，平均への回帰
事　例	降圧薬臨床試験，糸球体濾過率研究

11.1 モデルの構造

アウトカム Y_i（$i = 1,\ldots,N$）が，平均が異なる独立な正規分布に従い，平均と共変量 $X_1, X_2, \ldots, X_p$ の関係が，恒等リンク関数を介して線型の関係にあるとき，これを一般線型モデル（general linear model）または正規線型モデルという．

$$Y_i \sim N(\mu_i, \sigma^2)$$

$$\mathrm{E}(Y_i|\boldsymbol{X}_i) = \mu_i = \boldsymbol{X}_i\boldsymbol{\beta}$$

もちろんこれは一般化線型モデルの一種であり，分散分析・回帰分析もこのモデルに含まれる．

11.2　推　　定

分散が既知のときの対数尤度関数は，正規分布の密度関数から

$$l(\boldsymbol{\beta},\sigma) = \sum_{i=1}^{N} \frac{-1}{2}\left(\frac{y_i - \boldsymbol{X}_i\boldsymbol{\beta}}{\sigma}\right)^2$$

となる．これは，Y_i と $\boldsymbol{X}_i\boldsymbol{\beta}$ の差の 2 乗だから，対数尤度を最大化する操作は，9 章の最小 2 乗解を求める計算と同じものである．すでに述べたように，対数尤度を最大にする値は，（逆行列が存在すればそれを用いて）

$$\widehat{\boldsymbol{\beta}} = (\boldsymbol{X}^T\boldsymbol{X})^{-1}\boldsymbol{X}^T\boldsymbol{Y}$$

という明示的な解を導くことができる．一方で，分散の推定には，不偏推定量

$$\widehat{\sigma}^2 = \frac{1}{N-p-1}(\boldsymbol{Y} - \boldsymbol{X}\widehat{\boldsymbol{\beta}})^T(\boldsymbol{Y} - \boldsymbol{X}\widehat{\boldsymbol{\beta}})$$

を用いることが一般的である．

正規線型モデルにおいて，最尤推定量 $\widehat{\boldsymbol{\beta}}$ は

$$\widehat{\boldsymbol{\beta}} \xrightarrow{d} N[\boldsymbol{\theta},\sigma^2(\boldsymbol{X}^T\boldsymbol{X})^{-1}]$$

という漸近正規性を持つだけではなく，たとえ小標本でも不偏性

$$E(\widehat{\boldsymbol{\beta}}) = \boldsymbol{\beta}$$

が成り立っている．

11.3　事例：非線型性によるモデルの誤特定

正規線型モデルは，糸球体濾過率や血圧といった臨床検査で得られた測定値の統計解析のためによく用いられる．Brochner–Mortensen et al.（1977）は，男性 180 人と女性 200 人を対象に，血漿クレアチニン濃度と糸球体濾過率の関係を調べた．表 11-1 は，ランダムに選ばれた対象者 31 人のデータであり，図 11-1 左上のグラフはこのデータから描いた散布図である．血漿クレアチニン濃度を X_i，糸球体濾過率を Y_i とすると，両者には単調な関係がみられている．

最小 2 乗法により一次関数のモデル

$$\mathrm{E}(Y_i|X_i) = \beta_0 + \beta_1 X_i$$

表 11-1 糸球体濾過率研究データ

対象	糸球体濾過率 (mL/min)	クレアチニン (mg/dL)	対象	糸球体濾過率 (mL/min)	クレアチニン (mg/dL)
1	90	0.85	17	38	1.83
2	45	0.99	18	47	1.98
3	103	1.13	19	45	2.03
4	100	1.13	20	40	2.09
5	93	1.13	21	27	2.77
6	90	1.13	22	37	2.96
7	70	1.13	23	25	3.11
8	77	1.27	24	15	3.96
9	47	1.41	25	15	4.69
10	45	1.47	26	20	4.8
11	60	1.47	27	10	5.93
12	53	1.56	28	5	5.93
13	35	1.69	29	5	5.93
14	63	1.7	30	10	7.79
15	55	1.75	31	12	11.02
16	35	1.75			

を当てはめると，$\widehat{\beta_0} = 71.1$，$\widehat{\beta_1} = -9.0$ となる．図 11-1 右上は散布図にこの直線を加えたものである．この一次関数モデルは，データによく当てはまっているといってよいだろうか．

図 11-1 左下は，横軸に X_i を，縦軸に残差

$$Y_i - \widehat{\mathrm{E}}(Y_i|X_i) = Y_i - 71.1 + 9.0X_i$$

をとった残差プロットである．よくみると，残差とクレアチニン濃度の関係に U 字型の傾向が見つかる．これは線型性（linearity）の仮定が間違っていることを意味している．

生理学的に考えると，両者の関係は直線ではない．反比例の関係，つまり糸球体濾過率が半分になると，クレアチニン濃度は 2 倍になるような対応があるはずである．これは

$$\mathrm{E}(Y_i|X_i) = \beta_0 + \frac{\beta_1}{X_i}$$

という逆数のモデルが正しいことを意味する．このモデルを当てはめるのは難しくない．クレアチニン濃度の逆数を計算して，それを説明変数とした最小 2 乗法を行えばよい．その結果，回帰係数は $\widehat{\beta_0} = -2.5$，$\widehat{\beta_1} = 88.3$ となる．この逆数のモデルを，もともとの散布図に図示すると図 11-1 右下のようになる．このグラフからは，クレアチニン濃度を逆数に変数変換することで，データへの

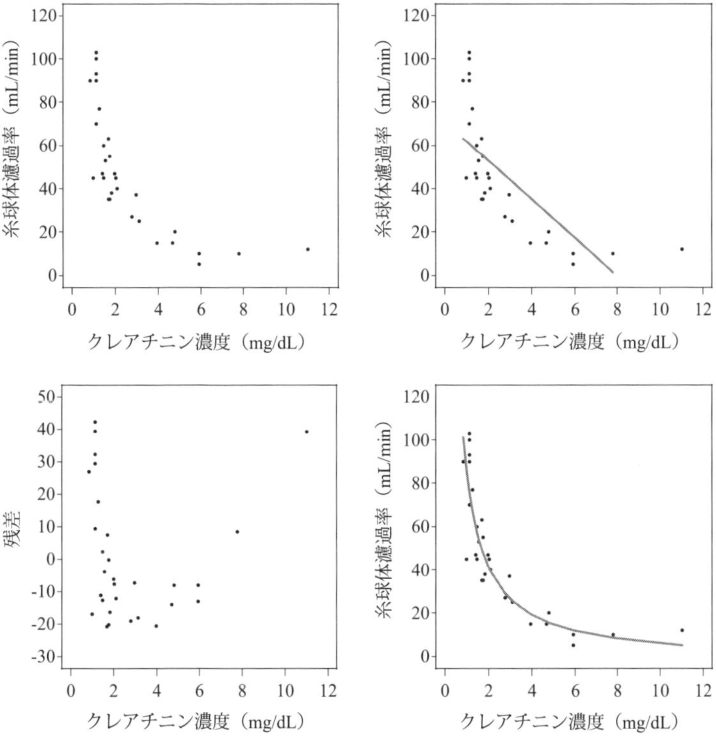

図 11-1　糸球体濾過率データにおける糸球体濾過率と血漿クレアチニン濃度の散布図（左上，右上，右下）と一次関数モデルを当てはめたときの残差プロット（左下）

当てはまりが改善していることがわかる．

一次関数モデルと逆数モデルのデータへの当てはまりを比べてみよう．それぞれのモデルの AIC は 278.2 と 252.8 である．AIC でみても逆数モデルを選択すべきことがわかる*1)．

11.4　事例：ベースライン値のある臨床試験の解析 2

次に述べるのは，臨床試験でベースライン値をどのように扱うかという事例である．表 11-2 は，アルブミン尿を呈する 1 型糖尿病・高血圧患者 16 人に，カ

*1)　検査方法は当時と異なるが，現代の医療でも，糸球体濾過率を測るためにクレアチニンからの推定値が利用されている．その計算でも逆数に近い数式が用いられている．

表 11-2 降圧薬臨床試験データ

治療	ベースライン収縮期血圧（mmHg）	1 週目の収縮期血圧（mmHg）	治療	ベースライン収縮期血圧（mmHg）	1 週目の収縮期血圧（mmHg）
カプトプリル	147	137	プラセボ	133	139
カプトプリル	129	120	プラセボ	129	134
カプトプリル	158	141	プラセボ	152	136
カプトプリル	164	137	プラセボ	161	151
カプトプリル	134	140	プラセボ	154	147
カプトプリル	155	144	プラセボ	141	137
カプトプリル	151	134	プラセボ	156	149
カプトプリル	141	123			
カプトプリル	153	142			

プトプリルまたはプラセボをランダムに割付けた臨床試験である（Hommel, et al. 1986）．この論文では，カプトプリル群 9 人では治療開始して 1 週目の収縮期血圧は，ベースライン値に比べて有意に低下し（対応のある t 検定 $p < 0.01$），プラセボ群 7 人では有意な変化はなかったため（$p = 0.17$），カプトプリルは有効と述べられている．この結論は正しいだろうか．

このようなベースライン値のあるランダム化臨床試験では，治療前後の変化量をアウトカムにすることができる．しかしベースラインから有意な変化があったかどうかを主たる解析にすべきではない．治療前に重症な患者は，ランダムな変動や自然軽快によって改善する現象，すなわち平均への回帰（regression to mean）が生じるからである．治療が有効かどうかの判断は，変化の有無ではなく，治療間でアウトカムに差があったかどうかによってなされなければならない．

治療前後の変化量をアウトカムとした正規線型モデルは

$$\mathrm{E(CHANGE\ in\ SBP|TREATMENT) = INTERCEPT + TREATMENT}$$

と表すことができる．このモデルに対応するデータを行列表現すると

$$\boldsymbol{Y} = \begin{pmatrix} 137-147 \\ \vdots \\ 142-153 \\ 139-133 \\ \vdots \\ 149-156 \end{pmatrix}, \quad \boldsymbol{X} = \begin{pmatrix} 1 & 1 \\ \vdots & \vdots \\ \vdots & 1 \\ \vdots & 0 \\ \vdots & \vdots \\ 1 & 0 \end{pmatrix}$$

となる．変化量のモデルが，ベースライン値を用いない解析

$$\text{E(SBP at 1 WEEK|TREATMENT)} = \text{INTERCEPT} + \text{TREATMENT}$$

より優れているのは，どのようなときだろうか．この場合に対応するデータは以下のようなものである．

$$\boldsymbol{Y} = \begin{pmatrix} 137 \\ \vdots \\ \\ 142 \\ 139 \\ \vdots \\ 149 \end{pmatrix}, \quad \boldsymbol{X} = \begin{pmatrix} 1 & 1 \\ \vdots & \vdots \\ \vdots & 1 \\ \vdots & 0 \\ \vdots & \vdots \\ 1 & 0 \end{pmatrix}$$

変化量のモデルの方がよい結果をもたらすための条件は，以下のように調べることができる．収縮期血圧のベースライン値，治療後の測定値，変化量の分散をそれぞれ，σ_0^2，σ_1^2，σ_2^2 で表す．ベースライン値と治療後の測定値の相関を ρ とする．変化量の分散は（いわゆる確率変数の和の分散だから）

$$\sigma_2^2 = \sigma_0^2 + \sigma_1^2 - 2\rho\sigma_0\sigma_1 = \sigma_1^2\left(\frac{\sigma_0^2}{\sigma_1^2} + 1 - \frac{2\rho\sigma_0}{\sigma_1}\right)$$

と表すことができる．変化量のモデルを用いる目的は，個人によってベースライン値は異なっているから，それを引くことで個人間のバラツキを減らすためである．そこで σ_2^2 が σ_1^2 より小さくなる条件を調べると

$$\sigma_1^2\left(\frac{\sigma_0^2}{\sigma_1^2} + 1 - \frac{2\rho\sigma_0}{\sigma_1}\right) < \sigma_1^2 \qquad \text{if } \rho > \frac{\sigma_0/\sigma_1}{2}$$

が得られる．これは，分散が $\sigma_0^2 = \sigma_1^2$ というように等しいとき，治療前後の相関が 0.5 より高ければ，変化量をとることで分散を減らせることを意味している．

変化量をアウトカムにするのではなく，ベースライン値を共変量とすることもできる．このモデルは共分散分析（analysis of covariance）と呼ばれており

$$\text{E(SBP at 1 WEEK|TREATMENT, SBP at BASELINE)}$$
$$= \text{INTERCEPT} + \text{TREATMENT} + \text{SBP at BASELINE}$$

$$
\boldsymbol{Y} = \begin{pmatrix} 137 \\ \vdots \\ 142 \\ 139 \\ \vdots \\ 149 \end{pmatrix}, \quad \boldsymbol{X} = \begin{pmatrix} 1 & 1 & 147 \\ \vdots & \vdots & \vdots \\ \vdots & 1 & 153 \\ \vdots & 0 & 133 \\ \vdots & \vdots & \vdots \\ 1 & 0 & 156 \end{pmatrix}
$$

と表される．臨床試験の文脈では，ベースライン値を共変量としてモデルに含める解析のことを，共変量調整（covariate adjustment）と呼んでいる．

以上の結果をまとめよう．要点は2つある．ベースライン値のある臨床試験では，治療前後の変化量をアウトカムにすることができるが，平均への回帰を避けるため，有意な変化があったかどうかではなく，ランダム化した比較対照をおくべきである．そして，治療前後の測定値間の相関が高ければ，変化量の解析や共変量調整を採用するべきである．ここでいう共変量調整は，推定精度や検出力の向上のための手段であって，バイアスの排除が目的ではない．

表11-3に上で述べた3つのモデルで解析した結果を示す．このデータでは相関係数は0.60であり，ベースライン値によって検出力の上昇が期待できる．ただし，この場合は平均の比較と変化量の解析で，95%信頼区間の幅に大きな違いはない．カプトプリル群とプラセボ群の有意な差がみられたのは，3つの手法のうちもっとも検出力が高い共分散分析だけだった．

表 11-3 降圧薬試験データにおけるカプトプリルの効果

	カプトプリル群とプラセボ群の差	95%信頼区間		p 値
平均の比較	−6.52	−14.25	1.20	0.12
変化量の比較	−7.95	−16.39	0.48	0.09
共分散分析	−7.18	−12.99	−1.37	0.03

演習問題

〈最小 2 乗推定量の導出〉

問 1　対数尤度関数

$$l(\boldsymbol{\beta},\sigma)=\sum_{i=1}^{N}\frac{-1}{2}\left(\frac{y_i-\boldsymbol{X}_i\boldsymbol{\beta}}{\sigma}\right)^2$$

から，分散 σ^2 が既知のときの $\boldsymbol{\beta}$ のスコア関数と Fisher 情報行列を求めよ．そして，スコア方程式の解（最尤推定量）$\widehat{\boldsymbol{\beta}}$ を導出せよ．また，Fisher 情報行列を用いて，$\widehat{\boldsymbol{\beta}}$ の分散が $\sigma^2(\boldsymbol{X}^T\boldsymbol{X})^{-1}$ であることを示せ．

12 2値データの回帰モデル

この章では，2 値データの回帰モデルについて解説する．プロビット回帰，ロジスティック回帰，積 2 項分布モデルとその応用（用量反応関数の推定，判別分析，ランダム化臨床試験の解析）について述べる．

一般化線型モデルでは，リンク関数の選択によって，効果の指標を指定できる．2 値データの解析では，効果の指標としてリスク差，リスク比，オッズ比が用いられるが，それぞれ恒等リンク，対数リンク，ロジットリンクに対応している．

キーワード　ROC 曲線，オッズ比，完全分離，C 統計量，積 2 項分布モデル，2 項分布，判別分析，プロビット回帰，ロジスティック回帰，ロジット関数，用量反応関係，リスク差，リスク比

事　例　英国 ECMO 試験，糸球体濾過率研究，6 都市研究

12.1 モデルの構造

アウトカム Y_i が，0 または 1 で表される個人の反応の有無を表す 2 値変数であり，$\Pr(Y_i = 1) = \pi_i$ という確率で独立に分布しているとする．このとき N 人の対象者の同時分布は，次のように表現できるから，指数型分布族のひとつであることがわかる．

$$\prod_{i=1}^{N} {\pi_i}^{y_i} (1 - \pi_i)^{1-y_i} = \exp\left[\sum_{i=1}^{N} y_i \log\left(\frac{\pi_i}{1-\pi_i}\right) + \sum_{i=1}^{N} \log(1-\pi_i)\right]$$

これを一般化線型モデルとして扱う場合には，確率パラメータ π_i と共変量 $X_1, X_2, \ldots, X_p$ の関係は，リンク関数とデザイン行列を用いて

$$g(\pi_i) = \boldsymbol{X}_i \boldsymbol{\beta}$$

と表される．

12.2 推　定

このモデルはパラメトリックモデルの一種だから，10 章で述べた最尤法を利用して推定することができる．ただしこのケースではかならずしもデータから最尤推定量が求まるわけではない．計算上の問題として完全分離（complete separation）という現象が知られている．完全分離とは，$\boldsymbol{X}_i\widehat{\boldsymbol{\beta}}$ を計算したとき，その値によって，すべての対象者を 100%の精度で 0 または 1 に判別できてしまう状況のことをいう．完全分離が生じたとき，データにパラメータを推定するための情報が不足していることを意味しているから，そのままでは一般化線型モデルを当てはめることはできない．共変量の数の削減やペナルティ付き尤度の利用など，なんらかの対処が必要である．

12.3 用量反応関係

歴史的にバイオアッセイの分野では，2 値データの回帰モデルが用いられてきた．この分野では，毒性物質のいくつかの用量について，動物の死亡割合が調べられる．そのときの目的は，死亡確率 π を用量 X の関数とみなした用量反応関数を推定することである．用量反応関数は，用量 X を動かしたときに [0, 1] までの区間に制限されなければならない．この条件を満たすためのテクニックとして，なんらかの確率密度関数 $p(y)$ を用いて

$$\pi = \int_{-\infty}^{X} p(y)dy$$

というモデルを用いることがある．初期のバイオアッセイで用いられたのは，$p(y)$ に正規分布を用いたプロビット関数

$$\pi = \Phi\left(\frac{X-\mu}{\sigma}\right)$$

である（Φ は正規分布の分布関数を表す）．このモデルは，$\beta_0 = -\mu/\sigma$，$\beta_1 = 1/\sigma$ とおけば

$$\Phi^{-1}(\pi) = \beta_0 + \beta_1 X$$

だから，プロビット回帰は，リンク関数に $g(x) = \Phi^{-1}(x)$ を用いた一般化線型モデルであることがわかる．

プロビット関数に代わって広く用いられており，ほとんど同じ関数形をしているのがロジット関数

$$g(x) = \log\left(\frac{x}{1-x}\right)$$

である．このときのモデルはロジスティック回帰と呼ばれ，用量反応関数に

$$\log\left(\frac{\pi}{1-\pi}\right) = \beta_0 + \beta_1 X$$

を仮定していることになる．ロジット関数は2項分布の正準リンク関数である．

ロジット関数の例を図12-1に示す．これは，ロジット関数の $\exp(\beta_1)$ の値を5，10，20，200と設定して，X を0から1までの範囲で変化させたプロットである．ロジット関数はこのようにS字型の曲線を表していて，曲線の傾きは X の係数によって決まる．

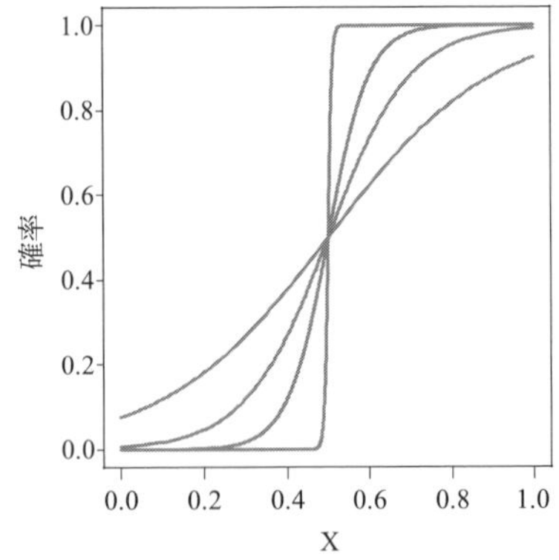

図12-1 ロジット関数で結びついた2変数の関係の例
1SDあたりのオッズ比を5，10，20，200と動かしたもの

12.4 判別分析

■ 12.4.1 ロジット関数の導出

ロジット関数は，用量反応関係を調べるときだけでなく，2値判別でも用いられる．2つのグループから構成される母集団があって，それぞれのグループを陰性（$Y_i = 0$）と陽性（$Y_i = 1$）で表す．ある個人から連続データ X_i が得られているとき，その値からその個人が2つのグループのどちらに属するかを判

別するというのが 2 値判別の問題である．

陰性と陽性それぞれの構成割合を $\Pr(Y_i = 0) = 1 - \pi$ と $\Pr(Y_i = 1) = \pi$ とする．また，X_i の条件付確率密度関数を $p(x|Y_i)$，その比を $l(x) = \log[p(x|Y_i = 1)/p(x|Y_i = 0)]$ とする．この比のことを尤度比と呼ぶことがある．Bayes の定理から

$$\frac{\Pr(Y_i = 1|X_i = x)}{\Pr(Y_i = 0|X_i = x)} = \frac{p(x|Y_i = 1)}{p(x|Y_i = 0)} \frac{\pi}{1 - \pi}$$

が成り立つから，その対数をとれば

$$\log\left[\frac{\Pr(Y_i = 1|X_i = x)}{\Pr(Y_i = 0|X_i = x)}\right] = \log\left(\frac{\pi}{1 - \pi}\right) + l(x)$$

と表すことができる．ここで X_i が正規分布に従うと仮定する．このとき，簡単な計算から，正規密度関数の比は $l(x) = \beta_0 + \beta_1 x + \beta_2 x^2$ という形式になることが示される．ここで，$\Pr(Y_i = 1|X_i = x) = \pi_i$ とおくと，正規分布の仮定は

$$\log\left(\frac{\pi_i}{1 - \pi_i}\right) = \left[\log\left(\frac{\pi}{1 - \pi}\right) + \beta_0\right] + \beta_1 X_i + \beta_2 X_i^2$$

というロジスティック回帰を当てはめていることと等しいことがわかる．さらに，正規分布の分散が共通のとき，$l(x) = \beta_0 + \beta_1 x$ というように 2 次の項が消える．これは

$$\log\left(\frac{\pi_i}{1 - \pi_i}\right) = \left[\log\left(\frac{\pi}{1 - \pi}\right) + \beta_0\right] + \beta_1 X_i$$

という 1 次のロジスティック回帰に帰着する．この手続きは，事前確率 π を，データ $l(X_i)$ を用いて事後確率 π_i に更新するという Bayes 推測そのものである．

ここで述べた結果は，ロジットリンクと条件付確率密度関数 $p(x|Y_i)$ の比の関係を表している．もし，2 つのグループからデータ X_i を集められれば，確率密度関数 $p(x|Y_i)$ を得ることができる．そして X_i の分布が正規分布に近ければ，1 次または 2 次のロジスティック回帰を当てはめ π_i を推定し，その値により陰性と陽性を分類することで，個人 i がどちらのグループに属するかを判別できる．判別分析において，ロジットリンクが自然に導かれるわけである．

ロジスティック回帰は，プロビット回帰など他の 2 値データの回帰モデルを過去のものにした．実際，X_i の分布が単峰性であれば，ロジスティック回帰は実用上問題ないくらいデータへの当てはまりがよい．さらに他のリンク関数に比べて，正準リンクであるロジット関数は計算が安定する．

■ 12.4.2 ROC 曲線と C 統計量

感度と特異度

一般に，連続データ X_i によって陰性と陽性を判別する能力（descrimination）は，感度・特異度によって表される．X_i の値をカットオフ値 c と比較することで，2つのグループの判別を行うとしよう．仮に X_i が高いほど $Y_i = 1$ の確率が高いという方向性があり，$X_i \geq c$ のとき陽性と判断する．このときカットオフ値 c を用いたときの感度と特異度は

$$\Pr(X_i \geq c | Y_i = 1)$$

$$\Pr(X_i < c | Y_i = 0)$$

と定義される．

陽性者・陰性者の人数だけでなく，感度・特異度も c を動かすことで変化する．カットオフ値 c が高いほど，陽性者の人数は少なくなるが，感度は向上することが普通である．感度と特異度にはトレードオフの関係がある．カットオフ値を上昇させることで，特異度を高められるが，一方で感度は減少してしまう．カットオフ値を最低値にすることで（全員を陽性と判断することで），感度は100%にできるが特異度は0%になる．

もし，判別に用いるデータが $\boldsymbol{X}_i = (1, X_{i1}, X_{i2}, \ldots, X_{ip})^T$ というように複数あったとしても，一般化線型モデルを仮定することで，総合的な判別精度を評価することができる．たとえば

$$\log\left(\frac{\pi_i}{1-\pi_i}\right) = \boldsymbol{X}_i \boldsymbol{\beta}$$

というロジスティック回帰を仮定したとしたら，感度・特異度は

$$\Pr(\boldsymbol{X}_i \widehat{\boldsymbol{\beta}} \geq c | Y_i = 1)$$

$$\Pr(\boldsymbol{X}_i \widehat{\boldsymbol{\beta}} < c | Y_i = 0)$$

によって計算される．上のモデルは主効果のみを含めたが，もちろん2次以上の項や交互作用をモデルに加えることもできる．

ROC 曲線

カットオフ値を変化させたときの感度と 1 − 特異度 を，それぞれ縦軸と横軸にプロットしたものが receiver-operator-characteristic（ROC）曲線である．ROC 曲線は，45度の直線から離れるほど（図の左上に近づくほど），感度・特異度が

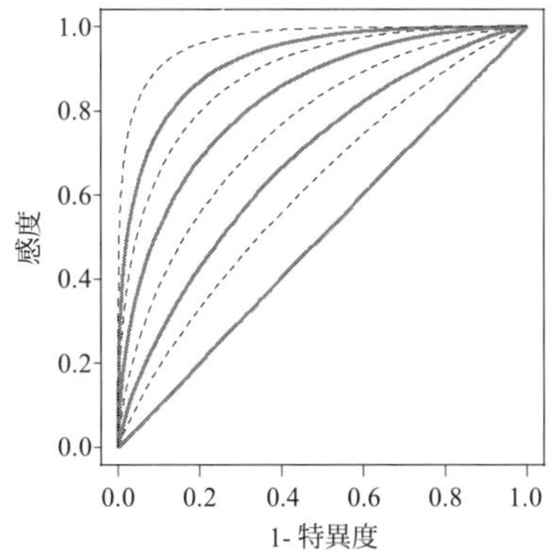

図 12-2 ROC 曲線の例
1SD あたりのオッズ比を 1，1.5，2，3，5，10，20，200 と動かしたもの

高いことを意味する．ROC 曲線の曲線下面積は C 統計量と呼ばれ，$C = 1$ は感度・特異度 100%が達成できたとき，$C = 0.5$ は対象者をランダムに分類したときに対応する．ROC 曲線と C 統計量は，データ X_i の値そのものではなく，X_i と c の大小関係の情報しか利用していないことに注意しよう．そのためこれらの指標は，X_i の順位情報だけに依存する．実際，C 統計量は順位統計量の一種（Wilcoxon–Mann–Whitney［ウィルコクソン・マン・ホイットニー］U 統計量）を 0 から 1 の範囲にスケールを直したものである．C 統計量の信頼区間は，この関係を利用して構成される．

■ 12.4.3 ROC 曲線とオッズ比の関係

図 12-2 は，ロジスティック回帰

$$\log\left(\frac{\pi_i}{1-\pi_i}\right) = \beta_0 + \beta_1 X_i$$

の下で，1SD あたりのオッズ比を 1，1.5，2，3，5，10，20，200 と動かしたときの ROC 曲線である[*1]．図によると，C 統計量が 0.9 を超えるのはオッズ比が 20 倍のときである（$C = 0.93$）．これは $Y_i = 0$ と $Y_i = 1$ の平均の差が 1.46SD である状況に相当する．このように，ROC 曲線と C 統計量は，（オッズ比 1.5 ~ 5 程度の）比較的弱い関連性に対して鋭敏な性能評価指標ではない[*2]．

[*1] 1SD あたりのオッズ比は，X_i の SD が 1 のとき $\exp(\beta_1)$ のことである．

[*2] 疫学研究では，20 倍のオッズ比をみることはまれであり，たとえば循環器リスク因子は，心血管疾患を 1.5 ~ 5 倍増やす程度の影響に過ぎない．そのため，疫学的に強いリスク因子であって

医学で疾患の有無（有病）を判別するときは，症状や病変などなんらかの兆候が生じていることが前提である．よい診断法とは，診断時に存在する兆候を見落とすことなく検出することであり，C 統計量でいえば 0.9 を超えるような精度が求められる．一方でリスク因子を探索する疫学研究では，数年後に疾患が発生するかどうかの予測を試みる．

疾患発生は，予測時点のリスク因子の有無だけではなく，さまざまな要因が関係するだろう．そのため疫学研究でオッズ比 10 ~ 20 程度のリスク因子を見出すことは難しい．図 12-2 は，診断研究と疫学研究が，定量的に異なる問題を使っていることを示している．

■ 12.4.4　事例：クレアチニンによる慢性腎臓病の診断精度の評価

表 12-1 は，11 章の糸球体濾過率研究において，血漿クレアチニン濃度によって慢性腎臓病を判別できるかを調べるためのデータである．

まず，アウトカムを糸球体濾過率 60 mL/min 未満によって診断した慢性腎臓病の有無としたとき，血漿クレアチニン濃度との関係はどのようなものであろ

表 12-1　糸球体濾過率研究データ

対象	慢性腎臓病（糸球体濾過率 60 mL/min 未満）	クレアチニン（mg/dL）	対象	慢性腎臓病（糸球体濾過率 60 mL/min 未満）	クレアチニン（mg/dL）
1	なし	0.85	17	あり	1.83
2	あり	0.99	18	あり	1.98
3	なし	1.13	19	あり	2.03
4	なし	1.13	20	あり	2.09
5	なし	1.13	21	あり	2.77
6	なし	1.13	22	あり	2.96
7	なし	1.13	23	あり	3.11
8	なし	1.27	24	あり	3.96
9	あり	1.41	25	あり	4.69
10	あり	1.47	26	あり	4.8
11	なし	1.47	27	あり	5.93
12	あり	1.56	28	あり	5.93
13	あり	1.69	29	あり	5.93
14	なし	1.7	30	あり	7.79
15	あり	1.75	31	あり	11.02
16	あり	1.75			

も，ROC 曲線と C 統計量を求めるとがっかりすることがある．C 統計量は 0.6 ~ 0.7 程度にしかならないからである．

うか．これはアウトカムを慢性腎臓病の有無，共変量を血漿クレアチニン濃度として

$$\log(\text{ODDS of CKD}) = \text{INTERCEPT} + \text{INVERSE of CREATININE}$$

というロジスティック回帰を当てはめることで調べられる．図 12-3 はこのモデルから推定されたロジット関数をプロットしたものである．クレアチニン逆数と慢性腎臓病の確率との関係は，ほぼ直線的であった（図 12-3 左）．クレアチニン逆数 1SD あたりのオッズ比は 19.0（95%信頼区間 2.2 ~ 163.5，$p < 0.01$）と推定された．

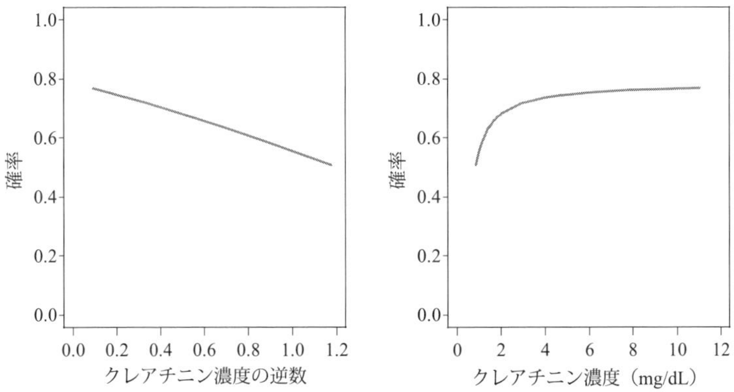

図 12-3　糸球体濾過率データにおけるクレアチニン逆数と慢性腎臓病の確率との関係（左）とその横軸を血漿クレアチニン濃度に変えたもの

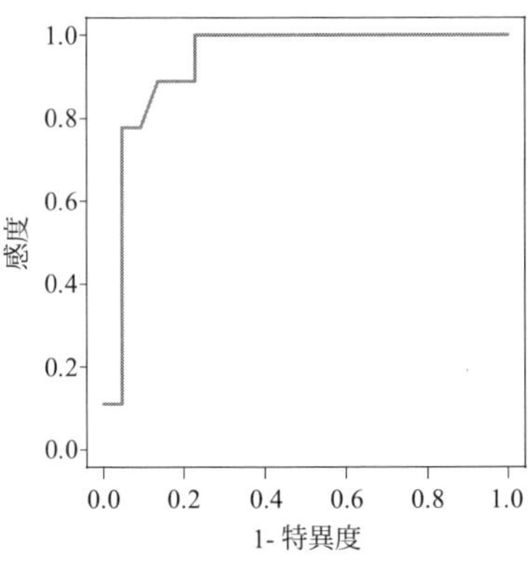

図 12-4　糸球体濾過率データにおける血漿クレアチニン濃度による慢性腎臓病の判別精度を表す ROC 曲線

図 12-4 は，血漿クレアチニン濃度による慢性腎臓病の判別精度を表す ROC 曲線である．C 統計量は 0.93（95%信頼区間 0.84 ~ 1.00）であった．

12.5 2 × 2 表と積 2 項分布

12.5.1 リスク差，リスク比，オッズ比

臨床試験や疫学研究では，2 群の 2 値アウトカムを比較するとき，データを 2 × 2 表にまとめることが多い．そして 2 群の差を表す効果の指標として，リスク差，リスク比，オッズ比などが用いられる．回帰モデルを用いて，これらの指標を表現してみよう．

対象者 i に試験治療を用いたかどうかを A_i（$A_i = 0$ ならコントロール治療，$A_i = 1$ なら試験治療群），アウトカムを Y_i（$Y_i = 0$ ならイベントなし，$Y_i = 1$ ならイベントあり）で表す．N，N_0，N_1 をそれぞれ全体，コントロール群，試験治療群の人数とする．また，S，S_0，S_1 をそれぞれ全体，コントロール群，試験治療群のイベント数とする．表 12-2 はこのデータの記法を示したものである．2 群の違いは，

$$\text{Risk difference} = \frac{S_1}{N_1} - \frac{S_0}{N_0}$$

$$\text{Risk ratio} = \frac{S_1}{N_1} \div \frac{S_0}{N_0}$$

$$\text{Odds ratio} = \frac{S_1}{N_1 - S_1} \div \frac{S_0}{N_0 - S_0}$$

という指標を求めることで調べられる．

表 12-2 2 × 2 表の記法

	試験治療（$A = 1$）	コントロール（$A = 0$）	合計
イベントなし（$Y = 0$）	$N_1 - S_1$	$N_0 - S_0$	
イベントあり（$Y = 1$）	S_1	S_0	S
合計	N_1	N_0	N

ここで，S_0 と S_1 は独立な 2 項分布に従うと仮定する．これを積 2 項分布モデル（product binomial model）という．コントロール群のリスクを π^0，試験治療群のリスクを π^1 と表すと，対数尤度関数は

$$l(\boldsymbol{\pi}) = S_0 \log(\pi^0) + (N_0 - S_0) \log(1 - \pi^0) + S_1 \log(\pi^1) + (N_1 - S_1) \log(1 - \pi^1)$$

のように，2 項尤度の和の形で表すことができる．これまで述べてきたように，対数尤度関数を最大化することで，π^0 と π^1 の最尤推定量を求めることができる．ただし，ここで関心があるのは，π^0 と π^1 自体ではなく，効果の指標である．リンク関数を適切に選ぶことによって，リスク差（$\pi^1 - \pi^0$），リスク比（π^1/π^0），オッズ比（$\pi^1/(1-\pi^1)/[\pi^0/(1-\pi^0)]$）をそれぞれ指定できる．

リンク関数のうちもっとも単純な恒等リンク $g(x) = x$ は

$$\pi^a = \beta_0 + \beta_1 a$$

という関係を意味する．この式に $a = 0$ を代入すれば，$\beta_0 = \pi^0$ という対応が明らかになる．また，回帰係数 β_1 はリスク差そのものである．

次に，対数リンク $g(x) = \log(x)$ を用いれば

$$\pi^a = \exp(\beta_0 + \beta_1 a)$$

という対数線型モデルとなる．ここで，$\exp(\beta_1)$ はリスク比に対応する．

最後にロジットリンク $g(x) = \log[x/(1-x)]$ は

$$\frac{\pi^a}{1 - \pi^a} = \exp(\beta_0 + \beta_1 a)$$

というように，オッズについての対数線型モデルである．$\exp(\beta_1)$ はオッズ比になる．

■ 12.5.2　対数尤度

この 3 つのリンク関数は，同一の積 2 項分布において，パラメータ表現を変えたものである．さらに，どのリンク関数であっても，確率パラメータ (π^0, π^1) と回帰係数 (β_0, β_1) の値には 1 対 1 の対応関係がある．したがって，回帰係数 (β_0, β_1) の最尤推定量は，積 2 項分布の対数尤度関数

$$l(\boldsymbol{\pi}) = S_0 \log(\pi^0) + (N_0 - S_0) \log(1 - \pi^0) + S_1 \log(\pi^1) + (N_1 - S_1) \log(1 - \pi^1)$$

をリンク関数を介して最大にする値である．

ロジットリンクの場合でこれを確かめてみよう．ロジットリンクは

$$\pi^0 = \frac{1}{1 + [\exp(\beta_0)]^{-1}}$$

$$\pi^1 = \frac{1}{1 + [\exp(\beta_0 + \beta_1)]^{-1}}$$

という対応関係を意味する．これを対数尤度関数に代入して

$$l(\boldsymbol{\beta}) = S_0\beta_0 + S_1\beta_1 - N_0 \log[1 + \exp(\beta_0)] - N_1 \log[1 + \exp(\beta_0 + \beta_1)]$$

という $\boldsymbol{\beta}$ の対数尤度関数が得られる．

$l(\boldsymbol{\pi})$ は 2 つの 2 項尤度の和なので，この尤度に基づく最尤推定量はもともとの 2 項分布の割合に帰着する．つまり，一方のパラメータは他方のパラメータの推定に影響しない．ところが $l(\boldsymbol{\beta})$ には，β_0 と β_1 の両方を含む項がある．これは観測情報行列の非対角要素がゼロではないことを意味する．図 12-5 は，1996 年に英国で行われた ECMO 臨床試験（UK Collaborative ECMO Trial Group 1996）から得られた $l(\boldsymbol{\pi})$ と $l(\boldsymbol{\beta})$ を，三次元プロットと等高線プロットによって図示したものである．等高線上において，β_0 と β_1 は楕円に近い関係にある

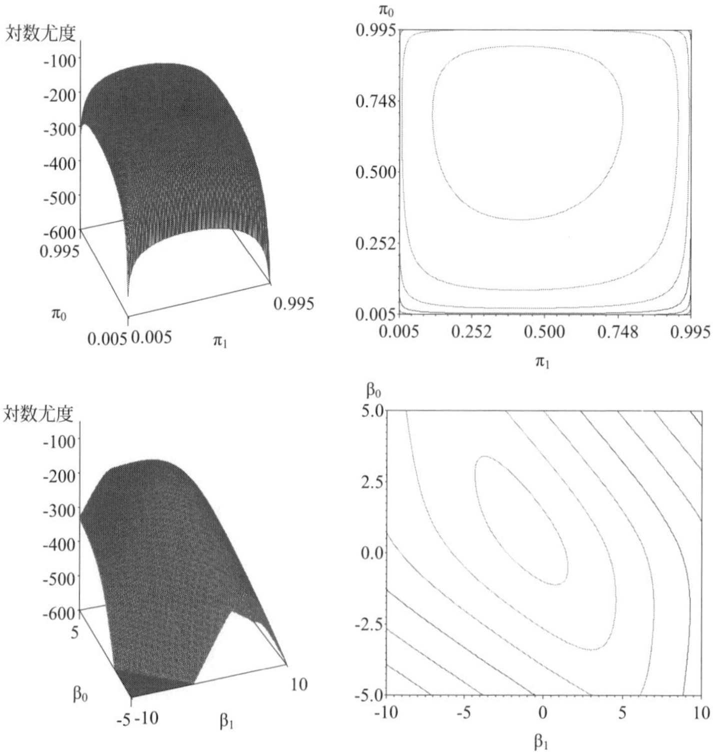

図 12-5　積 2 項分布モデルの対数尤度関数
上は確率パラメータ π^0，π^1 の 3 次元プロットと等高線プロット，
下は回帰係数 β_0，β_1 の 3 次元プロットと等高線プロット

ことがわかる．これは $\widehat{\beta_0}$ と $\widehat{\beta_1}$ の間に負の相関があることを示唆する．

■ 12.5.3　最尤推定量

次に最尤推定量とその漸近分布を導出してみよう．$\boldsymbol{\pi} = (\pi^0, \pi^1)^T$ の最尤推定量は，スコア方程式

$$\boldsymbol{U}(\boldsymbol{\pi}) = \begin{bmatrix} \frac{S_0 - N^0\pi^0}{\pi^0(1-\pi^0)} \\ \frac{S_1 - N^1\pi^1}{\pi^1(1-\pi^1)} \end{bmatrix} = \boldsymbol{0}$$

の解である．これを求めるとそれぞれの群の割合

$$\widehat{\boldsymbol{\pi}} = \begin{pmatrix} \frac{S_0}{N_0} \\ \frac{S_1}{N_1} \end{pmatrix}$$

になる．ここから対数オッズ比は

$$\log\left[\frac{\widehat{\pi}^1/(1-\widehat{\pi}^1)}{\widehat{\pi}^0/(1-\widehat{\pi}^0)}\right] = \log\left[\frac{S_1(N_0 - S_0)}{S_0(N_1 - S_1)}\right]$$

と計算される．

一方，ロジットリンクを用いて

$$\pi^0 = \frac{1}{1 + [\exp(\beta_0)]^{-1}}$$

$$\pi^1 = \frac{1}{1 + [\exp(\beta_0 + \beta_1)]^{-1}}$$

というパラメータ表現を用いるなら，これを対数尤度関数に代入して

$$l(\boldsymbol{\beta}) = (S_0 + S_1)\beta_0 + S_1\beta_1 - N_0\log[1 + \exp(\beta_0)] - N_1\log[1 + \exp(\beta_0 + \beta_1)]$$

という $\boldsymbol{\beta}$ の対数尤度関数が得られる．スコア方程式は

$$\boldsymbol{U}(\boldsymbol{\beta}) = \begin{bmatrix} S_0 + S_1 - \frac{N_0}{1+[\exp(\beta_0)]^{-1}} - \frac{N_1}{1+[\exp(\beta_0+\beta_1)]^{-1}} \\ S_1 - \frac{N_1}{1+[\exp(\beta_0+\beta_1)]^{-1}} \end{bmatrix} = \boldsymbol{0}$$

であり，その解として

$$\widehat{\boldsymbol{\beta}} = \begin{bmatrix} \log\left(\frac{S_0}{N_0-S_0}\right) \\ \log\left[\frac{S_1(N_0-S_0)}{S_0(N_1-S_1)}\right] \end{bmatrix}$$

が導かれる．最尤推定量を比較すれば，$U(\boldsymbol{\pi}) = 0$ と $U(\boldsymbol{\beta}) = 0$ は，同一の対数オッズ比の値を導いているから，不変性が成り立っていることがわかる．

一方で，両者から得られる推定量の漸近分布はそれぞれ

$$\widehat{\boldsymbol{\pi}} \sim N\left[\begin{pmatrix}\pi^0\\ \pi^1\end{pmatrix},\ \begin{pmatrix}\frac{N^0}{\pi^0(1-\pi^0)} & 0\\ 0 & \frac{N^1}{\pi^1(1-\pi^1)}\end{pmatrix}\right]$$

と

$$\widehat{\boldsymbol{\beta}} \sim N\left[\begin{pmatrix}\beta_0\\ \beta_1\end{pmatrix},\ \begin{pmatrix}\frac{1}{N_0\pi^0(1-\pi^0)} & \frac{-1}{N_0\pi^0(1-\pi^0)}\\ \frac{-1}{N_0\pi^0(1-\pi^0)} & \frac{1}{N_0\pi^0(1-\pi^0)}+\frac{1}{N_1\pi^1(1-\pi^1)}\end{pmatrix}\right]$$

である．ここで注目してほしいのは，Wald 信頼区間の構成方法は，$\widehat{\boldsymbol{\pi}}$ の正規近似に基づくものと $\widehat{\boldsymbol{\beta}}$ を正規近似したものの 2 通りがあり得るということである．π^0 と π^1 は，0 から 1 までの値しかとらないという制約があるから，$\widehat{\boldsymbol{\beta}}$ の方が正規近似への当てはまりがよい．このように，最尤法の点推定値はパラメータ変換について不変だが，Wald 信頼区間はそうではない．

疫学の分野では歴史的にロジスティック回帰がよく用いられてきた．その主な理由は小標本特性がよく，ケース・コントロール研究という一部の対象者しかサンプリングされない場合も，切片項を除いて一致推定量が得られるためである．しかし，それ以外の状況では，恒等リンク・対数リンクの方が，効果の指標を解釈しやすいという点で好ましい．

12.6 事例：2値アウトカムの臨床試験の解析 4

■ 12.6.1 リスク差，リスク比，オッズ比の推定

表 12-3 に英国 ECMO 試験のデータを示す（UK Collaborative ECMO Trial Group 1996）．この試験は，典型的なランダム化臨床試験であり，2×2 表のための標準的な手法で解析できる．表 12-4 に恒等リンク・対数リンク・ロジットリンクを用いた解析結果を示す．ECMO の効果を解釈するうえで，リスク差・リスク比のどちらも有用な情報だから，この場合は両方を報告すべきである．また，Fisher の正確検定を用いても結果は $p < 0.01$ であった．

表 12-3 英国 ECMO 試験データ

	ECMO	従来療法
生存	65	38
死亡	28	54
合計	93	92
死亡割合	30.1%	58.7%

表 12-4 英国 ECMO 試験データにおける従来療法と比べた ECMO の効果

	推定値	95%信頼区間		p 値
リスク差	−28.6%	−42.3	−14.9	< 0.01
リスク比	0.51	0.36	0.73	< 0.01
オッズ比	0.30	0.17	0.56	< 0.01

■ 12.6.2 事例から得られた教訓

ECMO の事例は統計学では有名で，ランダム化の倫理性，アウトカム適応的ランダム化の特徴，頻度論と Bayes 流の違いなどさまざまな議論がなされた．この事例から学ぶべき教訓のひとつは，因果推論が妥当であるためには，統計解析以上に研究計画が大切ということである．英国 ECMO 試験のように，ランダム化とサンプルサイズ計算が適切になされていれば，単純な統計手法で因果効果を正しく推定することができる．それ以前のハーバード試験・ミシガン試験は，今の目でみるとやはり研究としての質が低く，ECMO を用いるべきかという問題について，医学界のコンセンサスを得られるような答えは得られなかった．

13 Poisson 回帰モデル

この章では，計数データや人年データの標準的な統計手法である Poisson 回帰について解説する．放射線被ばくのモデルとして直線モデルや直線 2 次関数モデルを紹介する．

この章の裏テーマは効果の修飾である．広島・長崎の寿命調査データでは，男女間で被ばく線量と乳癌発生率との関係が異なる．このように因果効果の大きさや方向を変える共変量を効果修飾因子という．効果の修飾は，サブグループ解析や交互作用を含む一般化線型モデルによって検討できる．

キーワード	オフセット項，交互作用，効果の修飾，人年法，Poisson 回帰
事　例	広島・長崎の寿命調査，喫煙と肺癌の観察研究

13.1 モデルの構造

連続データ，2 値データと並んでよく目にするのは，計数データや人年データといって，あるイベントが起こった回数として測定されるデータである．このとき，アウトカム Y_i（$i = 1,\ldots,N$）は，発生率パラメータ λ_i を持つ独立な Poisson 分布（2 章参照）に従う確率変数とすることが一般的である．Poisson 分布のパラメータ λ_i と共変量 $X_1, X_2, \ldots, X_p$ の関係が，リンク関数とデザイン行列を用いて

$$g(\lambda_i) = \boldsymbol{X}_i\boldsymbol{\beta}$$

と表されるモデルを Poisson 回帰という．なかでも正準リンク関数

$$\log(\lambda_i) = \boldsymbol{X}_i\boldsymbol{\beta}$$

を用いたモデルがもっともよく用いられる．

13.2 推　　定

13.2.1 人年法との関係

医学では，特に対象者 i が T_i 年間追跡されたときにイベントが発生する回数 Y_i を扱うことが多い．これがいわゆる人年データである．このとき Poisson 回帰では，個人 i の発生率パラメータについて

$$\mathrm{E}\,(Y_i/T_i|\boldsymbol{X}_i,T_i) = \exp(\boldsymbol{X}_i\boldsymbol{\beta})$$

または

$$\mathrm{E}(Y_i|\boldsymbol{X}_i,T_i) = \exp[\boldsymbol{X}_i\boldsymbol{\beta} + \log(T_i)]$$

という平均構造を仮定することになる．ここで $\log(T_i)$ の項には回帰係数がないことに注意してほしい．これはオフセット項（offset）と呼ばれ，時間の単位を換算する役割をする．

オフセット項を用いた Poisson 回帰において，N 人の対象者の同時分布は

$$\prod_{i=1}^{N}\frac{(\lambda_iT_i)^{y_i}\exp(-\lambda_iT_i)}{y_i!} = \exp\left[\sum_{i=1}^{N}y_i\log(\lambda_iT_i) - \sum_{i=1}^{N}\lambda_iT_i - \sum_{i=1}^{N}\log(y_i!)\right]$$

という指数型分布族で表現できる．

スコア関数と Fisher 情報行列を与えておこう．対象者 i の j 番目の共変量を，切片項を含めて X_{ij} で表す．対数尤度関数

$$l\,(\boldsymbol{\beta}) = \sum_{i=1}^{N}y_i[\boldsymbol{X}_i\boldsymbol{\beta} + \log(T_i)] - \sum_{i=1}^{N}\exp[\boldsymbol{X}_i\boldsymbol{\beta} + \log(T_i)] - \sum_{i=1}^{N}\log(y_i!)$$

を微分すると，スコア関数は $p \times 1$ ベクトル

$$\boldsymbol{U}(\boldsymbol{\beta}) = \sum_{i=1}^{N}\boldsymbol{X}_i[y_i - \exp\{\boldsymbol{X}_i\boldsymbol{\beta} + \log(T_i)\}]$$

であることが導かれる．スコア関数の j 番目の要素は，$\boldsymbol{\beta}$ の j 番目の要素に対応しており

$$U_j(\boldsymbol{\beta}) = \sum_{i=1}^{N}X_{ij}[y_i - \exp\{\boldsymbol{X}_i\boldsymbol{\beta} + \log(T_i)\}]$$

である．観測情報行列の，j 行 j 列の対角要素は

$$\boldsymbol{i}_{jj}(\boldsymbol{\beta}) = \sum_{i=1}^{N}X_{ij}^2\exp[\boldsymbol{X}_i\boldsymbol{\beta} + \log(T_i)]$$

j 行 k 列の要素は

$$\boldsymbol{i}_{jk}(\boldsymbol{\beta}) = \sum_{i=1}^{N} X_{ij} X_{ik} \exp[\boldsymbol{X}_i \boldsymbol{\beta} + \log(T_i)]$$

となる．これには y_i が含まれていないから，この場合は

$$\boldsymbol{I}(\boldsymbol{\beta}) = \boldsymbol{i}(\boldsymbol{\beta})$$

であることがわかる．

■ 13.2.2 事例：喫煙と肺癌の観察研究

表 13-1 は英国の医師を対象に行われた喫煙と肺癌発生率の関係に関する観察研究から得られたデータである（Frome 1983）．表のデータ $\{Y_i, X_i, T_i\}$ に，喫煙本数を共変量とした Poisson 回帰

$$\log[\mathrm{E}\,(\text{LUNG CANCER}|\text{CIGARETTES SMOKED})]$$
$$= \text{INTERCEPT} + \text{CIGARETTES SMOKED}$$

を当てはめてみよう．このモデルは，表 13-1 の記法を用いれば

$$\mathrm{E}(Y_i|X_i, T_i) = \exp[\beta_0 + \beta_1 X_i + \log(T_i)]$$

と表される．回帰係数の最尤推定量を求めると，$\widehat{\beta_0} = -7.14$ と $\widehat{\beta_1} = 0.075$ となった．このモデルがデータに適合しているかどうかは，これらの回帰係数から

$$\widehat{\mathrm{E}}\,(Y_i|X_i) = T_i \exp(\widehat{\beta_0} + \widehat{\beta_1} X_i)$$

を計算し，実際に観測された肺癌発生数 Y_i と比べればよい．表 13-1 には，Y_i と $\widehat{\mathrm{E}}\,(Y_i|X_i)$ が示されているが，この対数線型モデルはよく当てはまっている．

オフセット項が 1 年単位のとき，1 年あたりの発生率を求めたければ，（グ

表 13-1 喫煙と肺癌の観察研究データ

喫煙本数* X_i	肺癌発生数 Y_i	人年 T_i	オフセット項 $\log(T_i)$	期待発生数 $\widehat{\mathrm{E}}\,(Y_i\|X_i)$	1 年あたり期待発生数 $\exp(\boldsymbol{X}_i\widehat{\boldsymbol{\beta}})$
0	0	1421	−7.26	1.13	0.000793
5.2	0	927	−6.83	1.09	0.001171
11.2	2	988	−6.90	1.81	0.001836
15.9	2	849	−6.74	2.22	0.002612
20.4	9	1567	−7.36	5.76	0.003661
27.4	10	1409	−7.25	8.72	0.006189
40.8	7	556	−6.32	9.40	0.016907

*1 日あたり喫煙本数のグループ内平均

ループ間の追跡期間の差はオフセット項で調整して推定がなされているため)，$\exp(\boldsymbol{X}_i\widehat{\boldsymbol{\beta}}) = \exp(\widehat{\beta}_0 + \widehat{\beta}_1 X_i)$ を計算すればよい．したがって，上の結果によると，非喫煙者の1年あたりの肺癌発生率は $\exp(\widehat{\beta}_0) = 0.00079$ である．$\widehat{\beta}_1 = 0.075$ は，1日あたりの喫煙本数が1本増えると，肺癌発生率は $\exp(\widehat{\beta}_1) = 1.078$ 倍になることを意味している．喫煙本数が20本増えれば，$\exp(20\widehat{\beta}_1) = 4.48$ 倍になる．

13.3 効果の修飾

■ 13.3.1 放射線被ばくのモデル

寿命調査のような放射線疫学では，個人 i の発生率 λ_i と被ばく線量 x_i の関係に，直線モデル（linear model）

$$g(\lambda_i) = \lambda_{0i}(1 + \beta x_i)$$

や直線2次関数モデル（linear quadratic model）

$$g(\lambda_i) = \lambda_{0i}(1 + \beta_1 x_i + \beta_2 x_i^2)$$

を当てはめることが，標準的な統計手法となっている（Committee on the Biological Effects of Ionizing Radiations, Board on Radiation Effects Research, Commission on Life Sciences National Research Council 1980）．パラメータ λ_{0i} は，バックグラウンド発生率と呼ばれ，被ばく線量がゼロのときの発生率に相当する．上の式では明示的になっていないが，乳癌発生に関する寿命調査データの検討では，バックグラウンド発生率は，共変量（性別，出生年，初経時期，妊娠年齢，妊娠数，閉経時期，到達年齢，閉経後BMI）によってモデル化された（Brenner, et al. 2018）．

被ばく線量の健康への影響は，それぞれのモデルの回帰係数 β または β_1 と β_2 によって定量化される．特に，直線モデルにおける β は，線量1単位増加あたりの相対リスクから1を引いたものに対応しており，過剰相対リスク（excess relative risk）と呼ばれている．

■ 13.3.2 事例：効果の修飾

図13-1は，1章で紹介した寿命調査における乳線吸収線量別の乳癌発生率をプロットしたものである（Brenner, et al. 2018）．左図のドットは女性の，スク

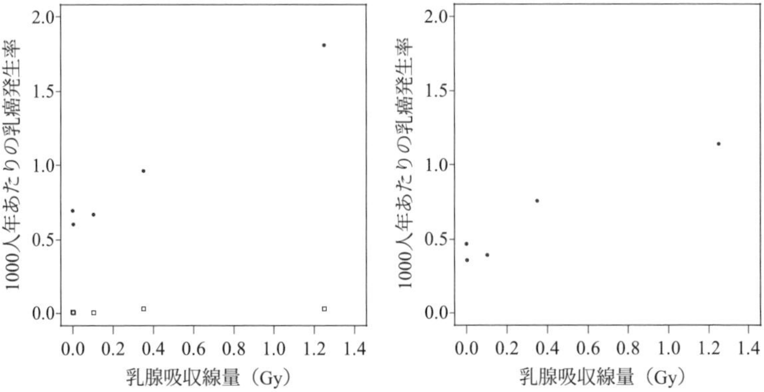

図 13-1 広島・長崎の寿命調査における乳線吸収線量と乳癌発生率の関係
左図のドットは女性，スクエアは男性，右図は集団全体

表 13-2 広島・長崎の寿命調査データ

乳癌吸収線量	乳癌発生数	人数	人年	1 年あたり発生率
広島・長崎の市外	402	25306	862688	0.000466
< 0.005 Gy	322	34694	897571	0.000359
0.005 ～ 0.19 Gy	339	32900	859839	0.000394
0.20 ～ 0.49 Gy	211	8219	279222	0.000756
0.50 Gy ～	206	4332	180239	0.001143

エアは男性の乳癌発生率を示しており，右図は男女を合わせた集団全体の乳癌発生率である．この図の基になった寿命調査データを表 13-2 に示す．

まず，Poisson 回帰を用いて，乳癌発生率を求めるにはどうすればよいか説明しよう．すでに述べたように，線量カテゴリーを指定するためには，ダミー変数を用いる．乳癌発生率とその信頼区間を直接求めるには，デザイン行列に

$$
\boldsymbol{X} = \begin{pmatrix} 1 & 0 & 0 & 0 & 0 \\ 0 & 1 & 0 & 0 & 0 \\ 0 & 0 & 1 & 0 & 0 \\ 0 & 0 & 0 & 1 & 0 \\ 0 & 0 & 0 & 0 & 1 \end{pmatrix}
$$

を用いればよい．表 13-3 は，このダミー変数を用いて

$$
\log[\mathrm{E}(Y|\mathrm{DOSE})] = \mathrm{INTERCEPT} + \mathrm{DOSE}
$$

という Poisson 回帰を当てはめ，右図を求めたときの数値である．

これとは別によく用いられるのは，どこかのカテゴリーを比較対照にとって，

表 13-3 広島・長崎の寿命調査集団全体における乳癌発生率

乳癌吸収線量	乳癌発生率	95%信頼区間
広島・長崎の市外	0.0005	0.0004 ~ 0.0005
< 0.005 Gy	0.0004	0.0003 ~ 0.0004
0.005 ~ 0.19 Gy	0.0004	0.0004 ~ 0.0004
0.20 ~ 0.49 Gy	0.0008	0.0007 ~ 0.0009
0.50 Gy ~	0.0011	0.0010 ~ 0.0013

それに対する率比や率差を求めるコーディングである．広島・長崎の市外を基準にしたとき，デザイン行列は

$$\boldsymbol{X} = \begin{pmatrix} 1 & 0 & 0 & 0 & 0 \\ 1 & 1 & 0 & 0 & 0 \\ 1 & 0 & 1 & 0 & 0 \\ 1 & 0 & 0 & 1 & 0 \\ 1 & 0 & 0 & 0 & 1 \end{pmatrix}$$

となる．表 13-4 は，このデザイン行列を用いて，対数リンクの Poisson 回帰を当てはめた結果である．対数リンクのとき，回帰係数の指数をとることでこのように率比を推定することができる．

表 13-4 対数リンクを用いた Poisson 回帰による寿命調査データの解析結果

乳癌吸収線量	率比	95%信頼区間	p 値
広島・長崎の市外	基準		
< 0.005 Gy	0.77	0.66 ~ 0.89	< 0.01
0.005 ~ 0.19 Gy	0.85	0.73 ~ 0.98	0.02
0.20 ~ 0.49 Gy	1.62	1.37 ~ 1.92	< 0.01
0.50 Gy ~	2.45	2.07 ~ 2.90	< 0.01

寿命調査は，男女によって効果の修飾（effect modification）が生じている典型例でもある*[1]．図 13-1 の左図は，男女別のデータ（表 13-5）に，（基準群のない）1 つ目のデザイン行列を用いて，それぞれ以下のモデルを当てはめて求めた線量ごとの乳癌発生率をプロットしたものである．

*[1] 効果の修飾は疫学の用語である．これは一般化線型モデルでいう交互作用項に対応する概念で，両者を区別する意味がわかりにくいかもしれない．医学研究では，放射線の影響が男女によって異なるかどうか，2 種類の薬物の間に相互作用があるか，といった生物学的・薬理学的な問題を扱うことがある．交互作用項の有無や大きさは，リンク関数や効果指標の選択に依存するから，上記の現象との対応関係がはっきりしない．そこで疫学では，効果の修飾という別用語を用意したわけである．生物学的交互作用（biologic interaction）と統計的交互作用（statistical interaction）という用語を使い分けている文献もある．

表 13-5 広島・長崎の寿命調査のデータ（男女別）

乳癌吸収線量	女性 乳癌発生数	女性 人数	女性 人年	男性 乳癌発生数	男性 人数	男性 人年
広島・長崎の市外	400	14818	574891	2	10488	287797
< 0.005 Gy	320	20575	529938	2	14119	367633
0.005 ~ 0.19 Gy	337	19656	502414	2	13244	357425
0.20 ~ 0.49 Gy	209	5874	217410	2	2345	61812
0.50 Gy ~	204	1618	112736	2	2714	67503

$$\log[\mathrm{E}(Y|\mathrm{DOSE}, \mathrm{SEX} = \mathrm{MAN})] = \mathrm{INTERCEPT} + \mathrm{DOSE}$$

$$\log[\mathrm{E}(Y|\mathrm{DOSE}, \mathrm{SEX} = \mathrm{WOMAN})] = \mathrm{INTERCEPT} + \mathrm{DOSE}$$

この図は，明らかに男女間で傾向が異なることを示している．女性では被ばく線量が高くなると乳癌発生率が増加する傾向が認められるが，男性の乳癌発生率は低く，少なくとも放射線被ばくの影響は小さいようにみえる．

次に，2つ目のデザイン行列を用いて，広島・長崎の市外との乳癌発生率の比較を行ったらどうなるだろうか．表 13-6 と表 13-7 は，それぞれ対数リンクと恒等リンクを用いた Poisson 回帰の結果である．どちらの解析結果も，女性では，広島・長崎の市外に比べて，0.20 ~ 0.49 Gy と 0.50 Gy ~ のカテゴリーの乳癌発生率が高いことを示している．一方の男性では，0.20 ~ 0.49 Gy のカテゴ

表 13-6 対数リンクを用いた Poisson 回帰による寿命調査データの解析結果

乳癌吸収線量	女性 率比	女性 95% 信頼区間	女性 p 値	男性 率比	男性 95% 信頼区間	男性 p 値
広島・長崎の市外						
< 0.005 Gy	0.87	0.75 ~ 1.01	0.06	0.78	0.11 ~ 5.56	0.81
0.005 ~ 0.19 Gy	0.96	0.83 ~ 1.11	0.62	0.81	0.11 ~ 5.72	0.83
0.20 ~ 0.49 Gy	1.38	1.17 ~ 1.63	< 0.01	4.66	0.66 ~ 33.05	0.12
0.50 Gy ~	2.60	2.20 ~ 3.08	< 0.01	4.26	0.60 ~ 30.27	0.15

表 13-7 恒等リンクを用いた Poisson 回帰による寿命調査データの解析結果

乳癌吸収線量	女性 1000 人年あたり率差	女性 95% 信頼区間	女性 p 値	男性 1000 人年あたり率差	男性 95% 信頼区間	男性 p 値
広島・長崎の市外						
< 0.005 Gy	−0.09	−0.19 ~ 0.00	0.06	0.00	−0.01 ~ 0.01	0.81
0.005 ~ 0.19 Gy	−0.03	−0.12 ~ 0.07	0.62	0.00	−0.01 ~ 0.01	0.83
0.20 ~ 0.49 Gy	0.27	0.12 ~ 0.41	< 0.01	0.03	−0.02 ~ 0.07	0.28
≥ 0.50 Gy	1.11	0.86 ~ 1.37	≪ .01	0.02	−0.02 ~ 0.07	0.29

リーの率比は 4.66（95%信頼区間 0.66 ~ 33.05），0.50 Gy ~ のカテゴリーの率比は 4.26（95%信頼区間 0.60 ~ 30.27）という結果が目を引く．つまり，男性の解析では，比較はすべて統計学的に有意ではないものの，被ばく線量が 0.20 Gy より高いと率比は高くなり，この傾向は放射線の効果の指標として率差を用いるとみえなくなる．このように，サブグループによって効果の大きさや方向が変わることを，効果の修飾という．放射線被ばくが乳癌発生に与える効果は，性別に依存する．ただし，男女間で定量的にどのくらいの違いがあるかは，どの効果の指標を選ぶか（率比・率差のどちらか）もかかわってくる問題である．

この男女別の解析は，男女合わせたデータに，以下の被ばく線量・性別の交互作用を含めたモデルを用いた解析と等価である．

$$\log[E(Y|\mathrm{DOSE},\ \mathrm{SEX})] = \mathrm{INTERCEPT} + \mathrm{DOSE} + \mathrm{SEX} + \mathrm{INTERACTION}$$

性別が効果の修飾をもたらすかどうかは，このモデルの交互作用がゼロかどうかの検定によって判断することができる．ただしこのケースでは，乳癌発生に性差があることは当然だから，男女別に解析する方が，より自然であろう．

「あらゆるモデルは間違っている．だが中には役立つものもある」

Box–Cox 変換で著名な George E. P. Box は，“All models are wrong; but some are useful” という格言を遺した（Box 1976）．この格言は，科学的方法論と統計学の役割を論じる文脈で用いられ，繰り返し科学的研究を行う過程において，統計モデルが誤っていることを前提として，モデルを改善し続ける態度を強調するものだった．

現代の放射線疫学では，被ばく線量と固形癌発生の関係は直線モデル，被ばく線量と白血病発生は直線 2 次関数モデルに従うと考えられており，これは寿命調査のデータへの当てはまりのよさが大きな根拠になっている．しかしそれだけでなく，数多くの放射線生物学や他の疫学研究が行われており，これらのモデルが正しいか今も議論が続いている．

14 パラメータの併合可能性とその解釈

骨粗鬆症コホート研究や寿命調査において，共変量によって層別した解析としない解析をそれぞれ行うと，曝露とアウトカムの関連について，まったく異なる結果が得られる．この現象がなぜ生じたのか理解しなければ，真の因果関係に辿り着くことは難しい．

この章では，この Simpson のパラドックスという現象を，一般化線型モデルで定式化する．Simpson のパラドックスは，複数の 2×2 表から得られた効果の指標が併合可能かどうかという問題とみなすことができる．この章の結論として一般化線型モデルの 3 つの要素が関係して生じることが明らかになる．1 つ目は，層別する共変量が治療およびアウトカムと相関するかどうかである．2 つ目の要素は，治療と共変量の交互作用項があるかどうかである．そして 3 つ目は，効果の指標やリンク関数の特性である．

キーワード　共変量，共変量調整，共変量の偏り，効果修飾因子，交互作用，交絡因子，Simpson のパラドックス，パラメータの併合可能性（collapsibility），予後因子

事　例　降圧薬臨床試験，骨粗鬆症コホート研究，広島・長崎の寿命調査

14.1 Simpson のパラドックス

14.1.1 共変量調整

ランダム化臨床試験では，治療がランダムに割付けられるため，共変量の分布が治療群間で等しいことが期待される．そのため共変量調整（11.4 節）がなされないケースも多い．もし共変量調整を行ったとしても，それはバイアスを減らすためではなく，推定精度や検出力の向上が主な目的である．一方で観察

研究では共変量の偏り（covariate imbalance）があることが当たり前である．そのため，共変量による層別や調整の目的は，共変量の偏りに伴うバイアス*1) の排除である．

なぜ共変量を調整するとバイアスが小さくなるのだろうか．この理屈を理解するために，この章では，共変量調整をする解析としない解析の違いについて説明する．実は，共変量調整の前後で，解析結果がどのように変化し，それがどのように解釈されるかは，ケースバイケースである．

■ 14.1.2　事例：骨粗鬆症コホート研究

表 14-1 は，骨粗鬆症コホート研究の共変量の分布を記述したものである．治療あり群と治療なし群で既存椎体骨折数，骨密度，骨粗鬆症有病割合に大きな差がみられる．骨粗鬆症の診療では，患者の骨密度，骨折既往歴，年齢などによって，適切な治療が選択される．このような状況では，治療を受けた集団には骨密度が低く，既存椎体骨折数が多く，高齢の患者が多数を占め，治療を受けていない集団は軽症者が多くなる傾向が生じる．このように，観察研究の解析では，比較する集団間の共変量の偏りに注意しなければならない．

表 14-2 は，骨粗鬆症コホート研究の対象者 1328 人全体における治療効果と，共変量（骨粗鬆症か骨減少症か）によって層別した後の治療効果を示したものである．層別前は，骨粗鬆症治療薬によって治療された群の骨折発生リスクは 68.9%で，治療なしの群の 42.8%よりリスクが高い．一方で，骨減少症患者では，治療あり群の方が，骨折発生リスクが低く，リスク差・リスク比・オッズ比のどれをみても骨粗鬆症治療薬による治療効果があることを示している．このケースでは，共変量に偏りが生じていたことを踏まえれば（表 14-1），層別後の解析結果の方が正しいことは明らかである．

表 14-1　骨粗鬆症コホート研究の共変量の偏り

	投与あり（466 人）	投与なし（862 人）
年齢（歳）	65.5 (9.7)	65.1 (9.3)
既存椎体骨折数	0.9 (1.8)	0.3 (0.9)
骨密度（T スコア）	0.777 (0.141)	0.957 (0.187)
骨粗鬆症かどうか	74.9%	31.1%

*平均（標準偏差）またはパーセント

*1)　このバイアスのことを疫学では交絡（confounding）という．

表 14-2 骨粗鬆症コホート研究における層別前後のリスク差・リスク比・オッズ比

	全体		骨減少症患者		骨粗鬆症患者	
	投与あり	投与なし	投与あり	投与なし	投与あり	投与なし
骨折発生なし	323	650	104	491	219	159
骨折発生あり	143	212	13	103	130	109
合計	466	862	117	594	349	268
骨折発生リスク	30.7%	24.6%	11.1%	17.3%	37.2%	40.7%
リスク差	6.1%		−6.2%		−3.4%	
リスク比	1.25		0.64		0.92	
オッズ比	1.36		0.60		0.87	

■ 14.1.3 事例：広島・長崎の寿命調査

別の例として，広島・長崎の寿命調査の乳癌発生率を取り上げる．表 14-3 は，表 14-2 と同じ分割表のレイアウトを用いて，性別で層別前後の乳癌発生率を，集計した結果である．男性における乳癌発生率は，女性よりずっと低く，やはり層別前後でリスク差・リスク比・オッズ比の値に変化が生じている．

このように，層別前後で効果の指標の値が大きく異なる現象を，Simpson のパラドックスという．ここで，表 14-3 によると，被ばく線量が 0.005 Gy より高いものの割合は，男女間で大きな差がないことに注意してほしい．つまり，寿命調査で Simpson のパラドックスが生じた理由は，共変量の偏りではなさそうである．

表 14-3 広島・長崎の寿命調査における層別前後のリスク差・リスク比・オッズ比

	全体		骨減少症患者		骨粗鬆症患者	
	≥ 0.005 Gy	< 0.005 Gy	≥ 0.005 Gy	< 0.005 Gy	≥ 0.005 Gy	< 0.005 Gy
乳癌なし	44695	34372	26825	20255	18297	14117
乳癌あり	756	322	750	320	6	2
合計	45451	34694	27575	20575	18303	14119
乳癌リスク	1.66%	0.93%	2.72%	1.56%	0.03%	0.01%
リスク差	0.74%		1.17%		0.02%	
リスク比	1.79		1.75		2.31	
オッズ比	1.81		1.77		2.31	

14.2　予後因子と効果修飾因子

■ 14.2.1　予後因子

一般化線型モデルに含まれる共変量には，予後因子（prognostic factor）と効果修飾因子（effect modifier）がある．予後因子とはアウトカムと相関する共変量のことをいう．もう少し具体的に説明しよう．アウトカム Y_i が，治療変数（または曝露変数）A_i とベースライン共変量 $\boldsymbol{L}_{i1}$ と $\boldsymbol{L}_{i2}$ を含む

$$g[\mathrm{E}(Y_i|A_i,\boldsymbol{L}_i)] = \beta_0 + \beta_1 A_i + \boldsymbol{L}_{i1}\boldsymbol{\beta}_2 + \boldsymbol{L}_{i2}\boldsymbol{\beta}_3$$

という一般化線型モデルに従っているとする．もし $\boldsymbol{\beta}_2 \neq 0$ で $\boldsymbol{\beta}_3 = 0$ だったとしたら，予後因子は $\boldsymbol{L}_{i1}$ だけということになる．

さて，治療効果を推定するとき，どの共変量をモデルに含めるか選択しなければならない．真の予後因子は $\boldsymbol{L}_{i1}$ だけだとする．$\boldsymbol{L}_{i1}$ と $\boldsymbol{L}_{i2}$ の両方を用いた上のモデルと，$\boldsymbol{L}_{i1}$ だけを含む

$$g[\mathrm{E}(Y_i|A_i,\boldsymbol{L}_i)] = \beta_0 + \beta_1 A_i + \boldsymbol{L}_{i1}\boldsymbol{\beta}_2$$

のどちらを採用するのがよいだろうか．もちろん真のモデルである後者の方がよい．しかし $\boldsymbol{L}_{i1}$ と $\boldsymbol{L}_{i2}$ の両方を含むモデルが間違っているわけではなく，$\boldsymbol{\beta}_3 = 0$ という情報を用いず余分なパラメータを推定しているだけなので，採用しても推定精度が多少落ちるだけである．

観察研究において，$\boldsymbol{L}_{i1}$ は予後因子であるにもかかわらず，A_i だけを用いた

$$g[\mathrm{E}(Y_i|A_i)] = \beta_0^* + \beta_1^* A_i$$

というモデルを当てはめたらどうだろう．このモデルは正しくないわけだから，その意味で治療効果の推定にバイアスが生じる．バイアスの程度は $\beta_1^* - \beta_1$ となる．

ランダム化臨床試験では，デザイン行列上で治療変数 A_i と共変量 $\boldsymbol{L}_{i1}$ と $\boldsymbol{L}_{i2}$ は直交に近い関係にある．9 章で述べたように，直交性の下では，調整前後で回帰係数の推定値は変化しない．しかし共変量が予後因子であれば，これを利用することで残差平方和が小さくなる．これは推定精度や検出力の向上につながる．

■ 14.2.2　効果修飾因子

13 章で述べたように，効果修飾因子とは因果効果の大きさや方向を変える

ものである．臨床試験では，効果修飾因子は臨床検査や画像などのバイオマーカーであることが多いため，予測マーカー（predictive marker）という用語を同じ意味で用いることもある．たとえば乳癌臨床試験では，HER2 陽性は，トラスツズマブの効果を修飾する予測マーカーである．それに対して乳癌の病期が進行するとトラスツズマブの効果に関係なく予後が悪化するとしたら，病期は予後因子に分類される．臨床試験の統計解析では，共変量によりサブグループ解析を行ったり

$$g[\mathrm{E}(Y_i|A_i,\boldsymbol{L}_i)] = \beta_0 + \beta_1 A_i + \boldsymbol{L}_i\boldsymbol{\beta}_2 + A_i\boldsymbol{L}_i\boldsymbol{\beta}_3$$

というように交互作用を検討したりして，効果修飾因子を探索することも多い．このモデルにおける $A_i\boldsymbol{L}_i$ が交互作用項（interaction）であり，$\boldsymbol{\beta}_3 \neq 0$ のとき治療の効果は $\boldsymbol{L}_i$ によって修飾されるとみなされる．効果の修飾があることがわかれば，実際の診療でそれを効果予測マーカーとして用いることで，治療がよく効くサブグループを特定することができる．

14.3 一般化線型モデルにおけるパラメータの併合可能性

■ 14.3.1 周辺リスク差と条件付リスク差

Simpson のパラドックスという現象は，層別変数で条件付けない確率と条件付確率を用いて定式化できる．アウトカム Y_i，治療変数 A_i，層別変数 L_i がすべて 2 値変数だとする．期待値の繰り返しの公式から，以下のような関係が成り立つことがわかる（添え字 i は省略した）．

$$\pi^a = \Pr(Y = 1|A = a) = \mathrm{E}[\Pr(Y = 1|A, L)\,|A = a]$$
$$= \sum_{l=0}^{1} \Pr(Y = 1|A = a, L = l)\Pr(L = l)$$

π^0 と π^1 は周辺確率，$\Pr(Y = 1|A = 0, L)$ と $\Pr(Y = 1|A = 1, L)$ は条件付確率である．そのため，両者を比較するとき，どちらに基づいて指標を定義するかによって，周辺または条件付の区別が生じる．たとえば周辺リスク差といえば

$$\text{Marginal risk difference} = \pi^1 - \pi^0$$

のことだし，条件付リスク差（または調整リスク差）は

$$\text{Conditional risk difference} = \Pr(Y = 1|A = 1, L) - \Pr(Y = 1|A = 0, L)$$

のことを指す．

14.3.2 リスク差が併合可能になる条件

ここで，条件付確率がリンク関数 $g(x)$ を持つ一般化線型モデルで表されると考えよう．層別した 2×2 表のセル確率をすべて指定することができる飽和モデルは

$$\Pr(Y = 1|A, L) = g^{-1}(\beta_0 + \beta_1 A + \beta_2 L + \beta_3 AL)$$

と書くことができる．

まずリスク差の性質について調べよう．リンク関数が恒等関数で，交互作用がないとき（$\beta_3 = 0$），条件付リスク差は上のモデルでいえば β_1 になる．一方で，層別前の 2×2 表におけるリスク差の真値を

$$\tau = \Pr(Y = 1|A = 1) - \Pr(Y = 1|A = 0)$$

と定義する．

ここで，周辺リスクに一般化線型モデルの平均構造を代入すると，$\Pr(L = 1|A = 0) = P_0$ と $\Pr(L = 1|A = 1) = P_1$ を用いて

$$\Pr(Y = 1|A) = (\beta_0 + \beta_2 P_0) + [\beta_1 + \beta_2(P_1 - P_0) + \beta_3 P_1]A$$

という表現が得られる[*2)]．

周辺リスク差 τ は，A の回帰係数に対応しているはずだから

$$\tau = \beta_1 + \beta_2(P_1 - P_0) + \beta_3 P_1$$

ということがわかる．つまり周辺リスク差と条件付リスク差が等しくなるための条件は

$$\beta_1 = \beta_1 + \beta_2(P_1 - P_0) + \beta_3 P_1$$

である．$P_0 = P_1$ または $\beta_2 = 0$ で，$\beta_3 = 0$ のとき，両者は等しくなる．これを言い換えると，層別前後でリスク差が変化しないのは

- 層別変数が予後因子でないとき
- 群間でその分布が偏っておらず，交互作用がないとき

である．このように層別前後で変化しないという特徴を，パラメータの併合可能性（collapsibility）という（Greenland, et al. 1999）．

---

*2) 期待値の繰り返しより $\Pr(Y = 1|A) = E[\Pr(Y = 1|A, L)|A]$ と書ける．Y の条件付確率 $\Pr(Y = 1|A, L) = \beta_0 + \beta_1 A + \beta_2 L + \beta_3 \mathrm{AL}$ について，L に関する期待値をとると

$$E(\beta_0 + \beta_1 A + \beta_2 L + \beta_3 \mathrm{AL}|A = 0) = \beta_0 + \beta_2 P_0$$

$$E(\beta_0 + \beta_1 A + \beta_2 L + \beta_3 \mathrm{AL}|A = 1) = (\beta_0 + \beta_2 P_0) + [\beta_1 + \beta_2(P_1 - P_0) + \beta_3 P_1]$$

が得られる．ただし $E(\beta_2 L|A = 0) = \beta_2 P_0$，$E(\beta_2 L|A = 1) = \beta_2 P_1$，$E(\beta_3 \mathrm{AL}|A = 1) = \beta_3 P_1$ を用いている．両者を比較すると上の表現が得られる．

14.3.3 リスク比とオッズ比が併合可能になる条件

同様の計算を，リスク比とオッズ比について行うとどうなるだろうか．条件付リスク比は，リンク関数が対数のモデルにおける回帰係数の指数のことである．簡単のため $\beta_3 = 0$ のときを考えると

$$\begin{aligned}\Pr(Y = 1|A) &= \mathrm{E}[\exp(\beta_0 + \beta_1 A + \beta_2 L)\,|A] \\ &= \exp(\beta_0 + \beta_1 A)\,[\exp(\beta_2)\,P_A + (1 - P_A)] \\ &= \exp\left[\text{constant} + \left\{\beta_1 + \log\frac{\exp(\beta_2)\,P_1 + (1 - P_1)}{\exp(\beta_2)\,P_0 + (1 - P_0)}\right\} A\right]\end{aligned}$$

が得られる．ここで，constant は A に依存しない定数部分である．ここから，条件付回帰係数と周辺回帰係数の差（指数変換を通じてリスク比に対応する）は，P_0，P_1，β_2 によって決まっていることがわかる．$P_0 = P_1$ または $\beta_2 = 0$ で，$\beta_3 = 0$ のとき，両者は等しいというリスク差と同じ条件である．つまりリスク差は併合可能である．

条件付オッズ比は，ロジスティック回帰における回帰係数の指数をとったものである．ロジスティック回帰に同じ計算を適用すると

$$\log\left[\frac{\Pr(Y = 1|A)}{1 - \Pr(Y = 1|A)}\right] = \beta_0 + \beta_1 A + h(A)$$

$$h(A) = \log\left[\frac{\exp(\beta_2)\,\{1 + \exp(\beta_0 + \beta_1 A)\}\,P_A + \{1 + \exp(\beta_0 + \beta_1 A + \beta_2)\}\,(1 - P_A)}{\{1 + \exp(\beta_0 + \beta_1 A)\}\,P_A + \{1 + \exp(\beta_0 + \beta_1 A + \beta_2)\}\,(1 - P_A)}\right]$$

という結果が得られる．一般に，ロジスティック回帰で共変量について期待値をとると，A の線型の項と非線型の項が出てくる．非線型の項は，$P_0 = P_1$ または $\beta_2 = 0$ で，$\beta_3 = 0$ だったとしても，かならずしもゼロにならない．言い換えると，オッズ比は層別前後で併合可能な指標ではない．

14.3.4 パラメータの併合可能性の意味

上の計算から導かれる結論を整理しよう．複数の 2×2 表が併合可能かどうか（または周辺パラメータと条件付パラメータが等しいかどうか）を決める要素は 3 つある．

- 層別する共変量が治療およびアウトカムと相関するか
- 治療と共変量の交互作用があるかどうか
- 効果の指標

3 つ目についてさらに整理すると，リスク差・リスク比（の真値）は，共変量が

治療またはアウトカムと独立で，効果の修飾がないとき，併合可能である．この性質はオッズ比では成り立たない．同じような議論は，2 × 2 表以外のデータでも成立する．アウトカムがなんらかの一般化線型モデルに従うとき，上の 3 要素は，共変量間の相関，交互作用項の有無，リンク関数の種類に対応している．

次に，併合可能になるための条件のひとつ $P_0 = P_1$ について考えてみよう．まず，$P_0 = P_1$ が成り立つのはどのようなときなのだろうか．一例として，完全ランダム化によって治療が割付けられている状況がある．そして $P_0 = P_1$ という条件は，治療と共変量を，それぞれデザイン行列の列ベクトルと考えたとき，この 2 つのベクトルが期待値の上で直交していることを意味している．すでに述べたように，正規線型モデルでは，デザイン行列の列ベクトルが直交しているような共変量同士は，回帰係数推定に相互に影響を与えない．期待値の上で直交しているならば，サンプルサイズがじゅうぶん大きいとき，同じような計算結果になると期待できる．

パラメータの併合可能性は，実際の研究でどのような意味を持つだろうか．観察研究では，効果の推定値が共変量を調整する前後で変化するとき，その共変量は交絡因子（confounding）だとみなすことがある．この共変量選択の手法を change-in-estimate 法という．しかし，この手法が正しいのはリスク差やリスク比のケースに限られており，それ以外の併合可能性のない指標（オッズ比やハザード比）のケースで change-in-estimate 法を用いるべきではない．

一方でランダム化臨床試験では，効果の真値は共変量調整の影響を受けないと思われてきた．しかし，効果の指標やリンク関数の種類によってはこのような都合のよい性質を持たない．ただし調整前後の変化は大きくはないから，共変量調整をするかどうかは，推定精度や検出力の向上の程度で決めて差し支えはない．

Karl Pearson の因果観

興味深いことに数理統計学は，因果に関する議論を，意図的に排除してきたところがある．ここには英国の統計学者 Karl Pearson の影響がみられる．Pearson の著書『科学の文法』には，「偶然と相関—因果の不備」という章があり，次のような主張がみられる（Pearson 1911）．

「因果関係といえる現象は存在しない．あらゆる現象には偶然性が伴う．そして我々が直面する問題は偶然性の程度を如何に測るかであって，それは独立（0）から因果 (1) までの範囲にある.」

「科学の文法」は影響力が大きく，Pearson の相関係数はあまりにも有名になった．そのため，古くから科学や哲学にあった因果の概念は，20 世紀初期にデータ上で観測される相関関係に置き換えられた．たとえば構造方程式モデリングの初期の研究者である Wright は，じゅうぶんな先験的知識があれば，相関関係（パス係数）は因果関係とみなしてよいという立場をとったが，統計家 Niles からいくつかの反例とともに，構造方程式モデリングには哲学的な根拠がないという批判を受けた（Wright 1923）．統計学で正式に因果推論が論じられるようになるには，1951 年の Simpson のパラドックスの発見などで因果モデルの必要性が認識されるまで待たなければならなかった.

演習問題

〈平均の差と中央値の差の併合可能性〉

問 1 表 14-4 は，11 章で用いたアルブミン尿を呈する 1 型糖尿病・高血圧患者 16 人のデータを，ベースライン収縮期血圧で層別したものである（Hommel, et al. 1986）．表 14-5 には，ベースライン 140 mmHg 未満の集団，ベースライン 140 mmHg 以上の集団，試験全体について，カプトプリル群・プラセボ群の 1 週目の収縮期血圧の平均・中央値が示されている.

表 14-4 ベースライン収縮期血圧 140 mmHg で層別した降圧薬臨床試験データ

	カプトプリル群		プラセボ群	
	ベースライン収縮期血圧 (mmHg)	1 週目の収縮期血圧 (mmHg)	ベースライン収縮期血圧 (mmHg)	1 週目の収縮期血圧 (mmHg)
ベースライン 140 mmHg 未満				
測定値	129	120	129	134
測定値	134	140	133	139
ベースライン 140 mmHg 以上				
測定値	141	123	141	137
測定値	147	137	152	136
測定値	151	134	154	147
測定値	153	142	156	149
測定値	155	144	161	151
測定値	158	141		
測定値	164	137		

表 14-5　ベースライン収縮期血圧 140 mmHg で層別した降圧薬臨床試験の集計結果

	カプトプリル群		プラセボ群	
	ベースライン収縮期血圧（mmHg）	1 週目の収縮期血圧（mmHg）	ベースライン収縮期血圧（mmHg）	1 週目の収縮期血圧（mmHg）
ベースライン 140 mmHg 未満				
条件付平均		130		136.5
条件付中央値		130		136.5
ベースライン 140 mmHg 以上				
条件付平均		136.9		144
条件付中央値		137		147
全体				
平均		135.3		141.9
中央値		137		139

ベースライン 140 mmHg 未満の集団の平均の差，ベースライン 140 mmHg 以上の集団の平均の差と，試験全体の平均の差について，どのような関係があるか，正しいものを選べ.

(A) 平均の差は併合可能な指標なので，層別前後で平均の差の実現値は等しい
(B) 平均の差は併合可能な指標だが，併合可能性は期待値の上での議論なので，層別前後で平均の差の実現値は異なる
(C) 平均の差は併合可能な指標ではない

問 2　表 14-4，表 14-5 を参考に，ベースライン 140 mmHg 未満の集団の中央値の差，ベースライン 140 mmHg 以上の集団の中央値の差と，試験全体の中央値の差について，どのような関係があるか，正しいものを選べ.

(A) 中央値の差は併合可能な指標なので，層別前後で中央値の差の実現値は等しい
(B) 中央値の差は併合可能な指標だが，併合可能性は期待値の上での議論なので，層別前後で中央値の差の実現値は異なる
(C) 中央値の差は併合可能な指標ではない

15 共変量の選択

医学研究では，治療変数，曝露変数，アウトカム以外にさまざまな共変量が測定される．共変量の数や次元がサンプルサイズよりずっと多いことも珍しくない．そのためモデルに含める共変量をどう選ぶかということが問題になる．

共変量選択の統計手法は，情報量規準，仮説検定法，共変量の偏りに基づく方法，change-in-estimate 法，併合可能性検定，ペナルティ付き尤度などに分類できる．これらの手法のどれがよいかは，解析の目的に依存する問題である．交絡によるバイアスを排除することが目的のとき，共変量の偏りに基づく方法，change-in-estimate 法，併合可能性検定が用いられる．予測モデル構築の一部として共変量を選択する場合は，情報量規準，仮説検定法，ペナルティ付き尤度が有用である．また，モデルを構築するためのデータセット（学習データ）とモデルの性能評価をするためのデータセット（検証データ）を別々に用意することが原則である．

キーワード　$N < p$ 問題，学習データと検証データ，仮説検定法，共変量，共変量の偏りに基づく方法，交絡，情報量規準，change-in-estimate 法，併合可能性検定（collapsibility test），ペナルティ付き尤度

事　例　骨粗鬆症コホート研究

15.1 医学研究で測定される共変量

統計学では，治療変数や曝露変数，アウトカム以外の因子を総称して，共変量（covariate）と呼んでいる．医学研究で測定される共変量は，性別・年齢といった基本属性，疾患の臨床的特徴，臨床検査値，生活習慣，環境要因，遺伝

的要因など多岐にわたる．たとえばECMO臨床試験で重要な共変量として，出生児体重やアプガースコアのような重症度の指標，人工呼吸器の使用状況，酸素分圧や炭酸ガス分圧などの臨床検査値が考えられる．骨粗鬆症コホート研究のような骨折発生をアウトカムとする疫学研究では，少なくとも，年齢，性別，閉経状況，既存椎体骨折や骨折歴，骨密度，ステロイド使用歴などが測定されるだろう．

共変量の数のオーダーも研究によってまちまちである．ゲノム研究における遺伝子変異やデータベース研究における病名情報（ICD-10コードなどで記録される）など，最近の医学研究では高次元の共変量が測定されることが増えている．共変量の数や次元がサンプルサイズよりずっと多いことは珍しくない．

共変量に関連するパラメータ数pがサンプルサイズNを超えることを統計学では$N < p$問題と呼んでいる．$N < p$問題が生じていたら，一般化線型モデルにすべての共変量を含めると，最尤推定量は明らかに計算不能である．目安として$N > 5p$程度まで共変量の数を絞らなければ，個々の共変量の回帰係数を安定して推定することができない．そのためモデルに含める共変量をどう選ぶかということが問題になる．

15.2　事前知識の利用

共変量について，疾患の重症度や予後と深く関係するという事前知識があるなら，そのような共変量は考慮すべきである．骨折発生をアウトカムとする一般化線型モデルを当てはめるとき，骨密度を無視することはあり得ないだろう．国際共同研究では国籍は重要な共変量だし，一般住民を対象とした疫学研究では性・年齢を考慮することが一般的である．

一部の臨床試験では，治療と予測マーカー（効果修飾因子となるようなバイオマーカー）を同時に開発することがある．また，患者の臨床的特徴によってサブグループごとに治療効果を推定し，効果修飾因子を探索することも多い．これらの解析を計画しているなら，利用する共変量の一覧を，研究プロトコールに規定しておくべきである．

事前知識を利用することで，逆に統計解析に用いない共変量を選ぶこともある．たとえば，BMIと体重の両方を一般化線型モデルの共変量にする必要はないことがふつうである．欠測や測定精度などの観点から問題があることがわかっているなら，そのような共変量は自動的に解析に用いないと判断してもよいだろう．

15.3 共変量の測定時期

治療（または曝露）の効果に関心がある研究では，共変量を治療開始前のものと後のものに区別すべきである．治療変数の回帰係数に関心があるなら，特別な理由がない限り，後者を用いて共変量調整を用いるべきではない．なぜなら，治療開始後の共変量は，治療やアウトカムの一部と解釈されることがあり，それを用いて層別したり，一般化線型モデルの共変量に含めたりすると，治療効果の推定にバイアスが生じるからである[*1)]．

15.4 共変量選択のための手法

15.4.1 共変量選択の問題

アウトカムを Y_i, 治療変数を A_i, ベースライン共変量を $\boldsymbol{L}_i = (L_{i1}, L_{i2}, \ldots, L_{ip-2})$ で表す．$\boldsymbol{L}_i$ は共変量同士の交互作用や（連続データのときの）2 次以降の項を含むとする．このときアウトカム Y_i が従う一般化線型モデルは

$$g\left[\mathrm{E}\left(Y_i | A_i, \boldsymbol{L}_i\right)\right] = \beta_0 + \beta_1 A_i + \beta_2 L_{i1} + \cdots + \beta_{p-1} L_{ip-2}$$

と書くことができる．もし $\beta_{j+1} = 0$ だったとしたら，L_{ij} は真のモデルに含まれていないことになる．このモデルを当てはめても，$\widehat{\beta}_{j+1}$ としてゼロに近い値が推定されるだけで，モデルを誤特定しているわけではない．しかし L_{ij} をモデルに含めるより除いた方が，真のモデルに近いため，他の共変量の回帰係数の推定精度は高くなるだろう．

データから共変量を選択するための統計手法として，情報量規準，仮説検定法，共変量の偏りに基づく方法，change-in-estimate 法，併合可能性検定，ペナ

---

*1) ここで注意しているのは，中間媒介因子（mediator）を共変量調整に用いてはいけないということである．中間媒介因子は Rubin 因果モデルで用いられる概念で，治療や曝露がアウトカムに因果的に作用する過程に関わる因子のことを指す（第 2 巻 10 章参照）．このような変数で調整すると，（治療の総合効果という意味での）因果効果が推定できなくなる．

ルティ付き尤度などがある．これらの手法のどれがよいかは，解析の目的に依存する問題になる．一般化線型モデルを用いた解析において，共変量の利用目的はたいてい以下の 4 つのいずれかである．

- 回帰係数の推定において，交絡*2) などのバイアスを排除する（14 章参照）
- 回帰係数の推定精度や検定の検出力を向上させる（11 章参照）
- アウトカムの判別や予測（共変量の情報から条件付期待値を計算する）
- 共変量自体に関心がある．たとえば共変量が効果修飾因子かどうか検討する（13 章参照）

ここで指摘しておきたいのは，目的によって最適な共変量の組み合わせは異なるということである．観察研究では，曝露群と非曝露群で共変量の分布が異なるとき，バイアスを減らすことが共変量を調整する主な目的だが，ランダム化臨床試験で重視されるのは検定の検出力なので，アウトカムとの相関が高い共変量を優先して選ぶべきだろう．

■ 15.4.2 情報量規準

共変量選択はモデル選択の問題の一種とみなすことができる．昔から統計学ではさまざまなモデル選択の基準が提案されてきた．なかでも 10 章で述べた赤池情報量規準

$$AIC = -2l(\widehat{\boldsymbol{\beta}}) + 2p$$

はもっともポピュラーなもののひとつである．異なる共変量を用いた一般化線型モデルをデータに当てはめ，それぞれのモデルから得られた赤池情報量規準を比較することで，共変量を選択することができる．

よいモデルとは，かならずしも観測されたデータへの当てはまりがよいものではない．なぜなら，どんなに意味のないものであっても，モデルに含まれるパラメータ数 p を増やせば，見かけ上対数尤度 $l(\widehat{\boldsymbol{\beta}})$ を改善することができるからである．言い換えると，情報量規準の特徴は，データへの当てはまりとパラメータ数の両方が考慮されているところである．

---

*2) 疫学研究では，しばしば交絡因子（confounder）という共変量に似た概念が出てくる．簡単にいうと，交絡因子とは，因果効果を推定する際に，バイアスを排除するため調整すべき共変量のことである（第 2 巻 6 章参照）．
ただし，交絡因子の定義は複数あり，因果推論の数学的な側面に議論を限定したとしても，どの定義がよいかを論じることは簡単ではない．

■ 15.4.3 仮説検定法

一般化線型モデルにおいて，共変量が選択されないということと，回帰係数をゼロにすることは同じ意味である．そのため，共変量ひとつひとつについて回帰係数がゼロかどうかを調べ，共変量を選択するという発想は自然である．尤度比検定，Wald 検定またはスコア検定を用いれば，共変量 L_{ij} について，帰無仮説 $H_0 : \beta_{j+1} = 0$ に関する p 値を得ることができる．p 値が小さければ共変量 L_{ij} をモデルに含める根拠となるだろう．

ただしこの場合の p 値は一意ではない．つまり，帰無仮説は $H_0: \beta_{j+1} = 0$ だとしても，$\boldsymbol{L}_i = \{L_{i1}, \ldots, L_{ij-1}, L_{ij+1}, \ldots, L_{ip+2}\}$ のうち，選び方の組合せは無数にあるから，どれを用いたモデルから p 値を計算するかによって，異なる p 値が得られる．そのため，すべての共変量を用いるモデルから段階的に変数を減らすバックワード法，逆に段階的に変数を増やすフォワード法，可能なすべての組合わせについてモデルを当てはめる総当たり法などのアルゴリズムが用いられる．

仮説検定法の特徴は，サンプルサイズが大きいと p 値は小さくなりがちであり，逆に小規模な研究では有意になりにくく，重要な共変量が選ばれない可能性が高まることである．可能な限りバイアスを調整するという観点からは，慣習的に用いられる 5%という有意水準は最適ではない．そのため有意水準を 10 ~ 20% とすることが多い．

■ 15.4.4 共変量の偏りに基づく方法

治療群とコントロール群のように集団を比較するとき，共変量の偏りの程度を確認しておくことは統計解析の一手順として大切である．群間で分布に偏りがある共変量が認められたなら，その共変量を統計解析でどう扱うか，結果に与える影響をどのように考察するかについて，考えなければならない．表 15-1 は，骨粗鬆症コホート研究の患者背景であり，2 群間で共変量に有意な偏りが

表 15-1 骨粗鬆症コホート研究の共変量の偏り

	投与あり（466 人）	投与なし（862 人）	p 値
年齢（歳）	65.5 (9.7)	65.1 (9.3)	0.44
既存椎体骨折数	0.9 (1.8)	0.3 (0.9)	< 0.01
骨密度（T スコア）	0.777 (0.141)	0.957 (0.187)	< 0.01
骨粗鬆症かどうか	74.9%	31.1%	< 0.01

*平均（標準偏差）またはパーセント

あるかを表す p 値が追加されている．この結果は，既存椎体骨折数，骨密度，骨粗鬆症かどうかの 3 つは，無視するべきではなく，たとえば一般化線型モデルの共変量として調整した方がよいことを示している．

■ 15.4.5 Change-in-estimate 法と併合可能性検定

共変量調整前後で治療効果の推定値に差がないなら，その共変量をモデルに含める必要はない．Change-in-estimate 法はこの発想に基づく手法である．治療効果の推定値の差は，2 つのモデル

$$g\left[\mathrm{E}\left(Y_i|A_i,\boldsymbol{L}_i\right)\right]=\beta_0+\beta_1A_i+\beta_2L_{i1}+\cdots+\beta_{j+1}L_{ij}+\cdots+\beta_{p-1}L_{ip-2}$$

$$g\left[\mathrm{E}\left(Y_i|A_i,\boldsymbol{L}_i\right)\right]=\beta_0^*+\beta_1^*A_i+\beta_2^*L_{i1}+\cdots+\beta_j^*L_{ij-1}+\beta_{j+1}^*L_{ij+1}+\cdots+\beta_{p-2}^*L_{ip-2}$$

を当てはめ，$|\widehat{\beta}_1-\widehat{\beta}_1^*|/\widehat{\beta}_1^*$ を計算することで評価される．$|\widehat{\beta}_1-\widehat{\beta}_1^*|/\widehat{\beta}_1^*$ が小さい共変量はモデルから除かれる．併合可能性検定（collapsibility test）は同じ発想によるもので，帰無仮説

$$\mathrm{H}_0:\beta_1=\beta_1^*$$

について仮説検定を行い，棄却されない共変量は除かれる．

Change-in-estimate 法と併合可能性検定は，疫学研究でしばしば用いられる実践的な手法である．ただし，関心のある効果の指標が，オッズ比のように併合可能性を持たないとき，原理的に利用できないという限界がある．

■ 15.4.6 ペナルティ付き尤度

一般化線型モデルの範囲を超えるが，$N<p$ 問題を扱うための統計手法はいくつも提案されている．そのひとつは 7 章で述べたペナルティ付き尤度（正則化ともいう）である．たとえば least absolute shrinkage and selection operator (LASSO) という手法では，L1 ペナルティを用いて，推定と変数選択を，同時に行うことができる．

15.5 学習データと検証データ

アウトカムの予測（または判別）を目的とする研究では，共変量の選択は予測モデル構築の一部である．そして，予測モデルに組み込まれた共変量は，あ

る程度の再現性・一般化可能性がなければならない.

もしデータセットが1つしかなかったとしたらどうだろう. そのデータから統計的な方法を用いて共変量を選択し, 一般化線型モデルを推定すると, 再現性が確認できないことは明らかである. つまり, 予測・判別の問題を扱うときには, モデルを構築するためのデータセット (学習データ) とモデルの性能評価をするためのデータセット (検証データ) を別々に用意することが原則である.

検証データを用いる別の理由もある. これまでの章では, 一般化線型モデルのデザイン行列やそれに含まれる共変量は固定されていた. これに対し, データに基づいて共変量を選択すると, その後に行われる統計的推測に影響するという後付け推測 (selective inference) の問題が知られている. 具体的には, 検定の α エラーが増大したり, 見た目上の予測精度が高くなる傾向 (データへの過適合) が生じたりする. 学習データと検証データが独立であれば, この影響を排除することができる.

後付け推測の問題

データに基づいて共変量を選択するとどのような影響が生じるか, 簡単な例を挙げよう. 共変量の数が100で, そのうちもっとも Wald 検定統計量が大きかった共変量をひとつだけモデルに含める. サンプルサイズが大きければ, 最尤推定量は100次元の多変量正規分布に従うと述べてきた. ところが結果的にモデルに含まれた共変量に注目すると, その最尤推定量の従う分布は, 100個の Wald 検定統計量のうち最大値をとるという条件を付けた下での確率分布になる. これはもはや正規分布ではない.

より深刻なのは仮説検定の α エラーの増大である. 100の共変量すべてがアウトカムと無関係で, 帰無仮説が正しい状況を考えよう. Wald 検定の p 値は帰無仮説の下で一様分布に従う. しかし Wald 検定統計量がもっとも大きい共変量をモデルに含めると, その共変量の p 値は一様乱数の最大値の分布に従うわけだから, p 値が大きい値をとる方向に傾向が生じる. つまり p 値が0.05より小さい値をとる確率を, 5%未満にコントロールできなくなる.

16 小　括

一般化線型モデルの特徴

本書はそれぞれが完結しているものの2巻構成であり，登山でいえばここで五合目に到達したことになる．山頂までの道程をみつつ，これまで学んだ内容を振り返りたい．

本書の第1巻と第2巻では，研究デザインのためのツールを4つ，統計解析のためのツールを6つ解説している（まえがきの表を参照のこと）．第1巻では，そのうち統計的推測の手法（仮説検定・信頼区間），一般化線型モデルの枠組みや推定方法，共変量選択の考え方を扱った．

一般化線型モデルは，指数型分布族，リンク関数，デザイン行列によって指定されるパラメトリックな確率分布である．どの指数型分布族を用いるかは，データの型によってだいたい決まるから，解析で頭を使うのはリンク関数とデザイン行列 $\boldsymbol{X}$ である．統計学の教科書では，リンク関数はデータへの当てはまりがよいものを選ぶことになっているが，医学論文ではリスク差・リスク比を併記することが求められたり，サンプルサイズが小さくて正準リンク関数の下でしか推定できなかったりすることもある．より重要なのはデザイン行列 $\boldsymbol{X}$ の決定だが，これについては8，9，14，15章で述べた通りである．一般化線型モデルは，デザイン行列 $\boldsymbol{X}$ で指定された条件付期待値 $\mathrm{E}(Y|\boldsymbol{X})$ についてモデリングする．ここまでくれば，このモデルが医学で流行った理由がわかる．個人ではなく人間集団を対象として医学研究を行うとき，その集団の平均的な特徴と個人差に関心があることがふつうで，それはたいてい $\mathrm{E}(Y|\boldsymbol{X})$ で表現できるのである．

ただし，一般化線型モデルによる解析では，よくも悪くも，条件付期待値 $\mathrm{E}(Y|\boldsymbol{X})$ だけでなく，確率関数や確率密度関数全体を特定しなければならない．そうすることによる利点は，最尤法が適用できることである．最尤推定量は一致性・漸近有効性を持ち，最尤法に基づく検定（尤度比検定，スコア検定，Wald 検定）は，サンプルサイズが大きければもっとも検出力が高くなる．その代わり，確率分布を誤特定してしまうと，バイアスや α エラーの増大につながる．

グラフ・分割表・層別・要約指標の重要性

本書では，非正規性（9.6 節），多重共線性（10.3.3 項），非線型性（11.3 節），効果の修飾（13.3 節）といったモデルの誤特定がどのような状況で起きるのかについて述べた．この 4 つは，医学研究でよく生じるので，一般化線型モデルを用いる上で注意してほしい．どれも，グラフや分割表による視覚的表示や，適切な層別を伴うデータの要約を行えば，かならず気づくことができるものである．

パラメータ数とサンプルサイズ

これまでじゅうぶんに強調できなかったが，妥当な統計的推測を行うためには一定のサンプルサイズが必要になる．仮説検定方式で因果関係の有無を判断するときは，90%程度の検出力を確保すべきである．このことは歴史的に幾度となく強調されてきた教訓だが，多くの医学研究で守られていない．また，仮説検定を行わないケースであっても，推定値に信頼区間を付記することで，結果にどの程度の不確実性が含まれるか読みとれるように配慮すべきである．

本書で扱った統計手法は，7 章のもの以外はすべて，パラメータ数 p に比べてサンプルサイズがじゅうぶん大きい状況を想定している．経験的な目安として，連続データでは $N > 3p$，2 値データや計数データでは $N > 10p$ が満たされるかが判断基準に用いられることがある．これより小規模な研究では，最尤法ではなく，小標本のための手法を用いる方がよい．

Simpson のパラドックス

14 章では，骨粗鬆症コホート研究と寿命調査を題材にして，Simpson のパラドックスとパラメータの併合可能性について論じた．本書でこの問題をなぜ取り上げたかというと，Simpson のパラドックスが起きると因果関係がゆがめられてしまうからである．この現象は，主に，共変量の偏りと交互作用（どちらもデザイン行列のある種の特徴である）に伴って生じる．このどちらかが存在する状況では，相関関係はかならずしも因果関係を意味しない．

この問題に対処する手段のひとつが実験計画である．9.10 節では，直交性を考慮して治療を割付けた睡眠薬臨床試験を取り上げた．デザイン行列が直交している因子同士は，お互いの回帰係数の計算にまったく影響しないという性質がある．

医学研究を通じて因果関係を明らかにするためには，ランダム化など適切な実験計画を採用したり，共変量や交互作用を組み込み，真の確率分布にじゅうぶん近いモデルを当てはめたりといった工夫が求められる．そうすることで，回帰係数やそれに基づく指標を，ある種の因果効果とみなすことができる．

付録A　分布収束と確率収束

サンプルサイズが大きいときの推定量の挙動を調べるとき，N が無限大に近づく極限を扱うことになる．そのための数学的道具が，分布収束と確率収束である．

キーワード　確率収束，剰余項，Slutsky の定理，大数の法則，中心極限定理，分布収束

分 布 収 束

確率変数の無限の列があり，それぞれ異なる確率分布に従うとする．列のうち i 番目の確率変数を Y_i，その確率分布関数を $F_i(y)$ で表す．確率分布関数 $F(y)$ を持つ確率変数 Y が存在して，$F(y)$ のすべての連続点について

$$\lim_{i \to \infty} F_i(y) = F(y)$$

が成り立つとき，確率変数 Y_i は Y に分布収束するという．たとえば確率変数 Y が

$$Y \sim N(\mu, \sigma^2)$$

に従うとしたら，分布収束は

$$Y_i \xrightarrow{d} N(\mu, \sigma^2)$$

と表記される．

中心極限定理

分布収束が用いられる例として中心極限定理がある．独立同一分布からサンプルサイズ N のデータが得られ，そこから計算された算術平均を $\widehat{\mu}_N$ とする．このとき $\widehat{\mu}_N$ の従う確率分布関数 $\Pr(\widehat{\mu}_N \leq y) = F_N(y)$ は，正規分布の確率分布関数 $F(y)$ に収束する．仮に $F(y)$ が，平均 μ，分散 σ^2 を持つ正規分布だとすると

$$\widehat{\mu}_N \xrightarrow{d} N(\mu, \sigma^2/N)$$

となる．これを「サンプルサイズが大きくなると推定量 $\widehat{\mu}_N$ は正規分布に従う」，「$\widehat{\mu}_N$ の漸近分布は正規分布である」，「$\widehat{\mu}_N$ は漸近正規性を持つ」などと呼ぶ．

確 率 収 束

確率変数の無限の列があり，それぞれ異なる確率分布に従うとする．ある列 i の確率変数 Y_i が，任意の正の実数 $\varepsilon > 0$ について

$$\lim_{i \to \infty} \Pr(|Y_i - Y| > \varepsilon) = 0$$

を満たすとき，確率変数 Y_i は Y に確率収束するという．確率収束は分布収束よりも強い（厳しい）条件である．すなわち，Y_i が Y に確率収束するならば，Y_i は Y に分布収束する．確率収束の例として大数の法則をみてみよう．

大 数 の 法 則

独立同一分布からサンプルサイズ N のデータが得られ，そこから計算された算術平均を $\widehat{\mu}_N$ とすると $\widehat{\mu}_N$ は平均の真値 μ に確率収束する．これを

$$\lim_{N \to \infty} \Pr(|\widehat{\mu}_N - \mu| > \varepsilon) = 0$$

と書く．

Slutskyの定理

サンプルサイズ N のデータから計算された統計量 L_N と M_N があったとする．L_N は N が無限大のとき λ に確率収束するとする．また，M_N は

$$\sqrt{N}(M_N - \mu) \xrightarrow{d} N(0, \sigma^2)$$

という分布収束を満たす．このとき，L_N と M_N の和と積は以下のように収束する．

$$\sqrt{N}(L_N + M_N - \lambda - \mu) \xrightarrow{d} N(0, \sigma^2)$$

$$\sqrt{N}(L_N M_N - \lambda\mu) \xrightarrow{d} N(0, \lambda^2\sigma^2)$$

これを Slutsky の定理という．

近 似 と 極 限

統計手法には大標本で用いられるものと小標本で用いられるものがある．前者はサンプルサイズが無限大に収束する極限を考えていて，実際の計算では，大標本で成り立つような近似式が用いられる点が特徴である．本書では，近似式のうち無視する部分を remainder と表記するが，この意味について補足する．

一般に，確率変数を含む関数 $f(x)$ と $g(x)$ が

$$\lim_{N \to \infty} \Pr\left[\frac{g(x)}{f(x)}\right] = 0$$

という関係を満たすか，確率変数を含まないなら

$$\lim_{N\to\infty}\frac{g(x)}{f(x)}=0$$

という関係を満たすとき，$g(x)$ は $f(x)$ に関して無視できる（negligible）という．教科書によっては，両者を区別して

$$g(x)=o_p[f(x)]$$

または

$$g(x)=o[f(x)]$$

と書いたりする．

たとえば x の関数

$$h(x)=2^x+x^2$$

について $x\to\infty$ の極限を考えたとき，2 の冪乗関数 2^x は，2 次関数 x^2 よりずっと速く大きくなる．だから x^2 は無視してよい．これを言い換えると

$$h(x)=2^x+o(2^x)$$

となるわけだが，本書ではオーダーを扱うことはないので，無視できる項を剰余項という意味で

$$h(x)=2^x+\text{remainder}$$

と書くことにする．つまり remainder が出てきたら，計算上は無視するという約束だと思ってほしい．

付録B　参考書

教科書は，難易度に応じて大学教養レベル，修士レベル，博士レベルがあって，理解に応じて選ぶことが大切である．その一方で丁寧な案内がなされることはあまりない．そこで，本書で求められる前提知識を補うために参考になる教科書をいくつか紹介する．

線型代数・微分積分・確率論

本書は，大学教養レベルの線型代数・微分積分・確率論の理解を前提にしている．この章の内容（数学の準備）を補うためのコンパクトなテキストとして 1）と 2）を挙げておく．それぞれの分野について手元に教科書があるなら，それを読むだけでじゅうぶんである．

統　計　学

統計学を独学する場合には，学習の目標を設けるとよく，そのために統計検定（https://www.toukei-kentei.jp）とその過去問・公式問題集が利用できる．大学教養レベルは統計検定 2 級に，修士から博士レベルは準 1 級や 1 級に相当する．

大学院相当の数理統計学を学ぶ場合には，3）が標準的な教科書である．大学教養から修士までのレベルで，統計学の医学への応用を扱った読みやすいテキストとして 4）がある．

疫学・臨床試験

疫学研究と臨床試験の概要や，医学研究のデザインについて詳しく知りたい場合は，5)~7）を参照されたい．

1）統計学のための数学入門 30 講．永田靖．東京：朝倉書店；2005（大学教養レベル）

2）データサイエンスのための数学．椎名洋，姫野哲人，保科架風．東京：講談社；2019（大学教養レベル）

3）現代数理統計学．竹村彰通．東京：学術図書出版社；2020（修士 ~ 博士レベル）

4）医学・薬学・健康の統計学—理論の実用に向けて—．吉村功，大森崇，寒水孝司．東京: サイエンティスト社；2009（修士レベル）

5）クリニカルトライアル―よりよい臨床試験を志す人たちへ．Pocock SJ. 東京：篠原出版；1989（修士レベル）
6）米国SWOGに学ぶがん臨床試験の実践 第2版（原書第3版）．Green J, Benedetti J, Smith A, Crowley J. 東京：医学書院；2013（修士レベル）
7）疫学―医学的研究と実践のサイエンス―．Gordis L. 東京：メディカルサイエンスインターナショナル；2010（修士レベル）

付録C　演習問題の解

〈3 章〉

正　解

問 1　(D) 0.00968

問 2　(D) 0.000775

問 3　(D) [0.00827,0.01132]

解　説

極大の λ の値はスコア方程式

$$\frac{dl(\lambda)}{d\lambda} = \frac{156}{\lambda} - 16111 = 0$$

の解になる．また，人年法に基づく λ の推定値の標準誤差は，後の問題で導かれる λ の Fisher 情報量

$$I(\widehat{\lambda}) = \frac{T^2}{y}$$

の逆数のマイナスをとり，その平方根を求めることで導出される．

$$\mathrm{SE} = \frac{\sqrt{y}}{T}$$

これにトペカ市のデータを代入して

$$\mathrm{SE} = \frac{\sqrt{156}}{16111}$$

を計算すれば問 2 の答えが得られる．

問 3 については，95%信頼区間の式にトペカ市のデータを代入して

$$\left[\frac{156/16111}{\exp(1.96/\sqrt{156})},\quad 156/16111 \times \exp(1.96/\sqrt{156})\right]$$

を計算すればよい．

〈5 章〉

正 解

問 1 (C) T/λ

問 2 (C) λT

問 3 (A) 1660000

問 4 (B) 156

問 5 (B) β の Fisher 情報量を求めることで導かれる

問 6 (C) Fisher 情報量

問 7 (A) モデルを誤特定したとしても，最尤推定量は，サンプルサイズが大きいとき正規分布に従う

解 説

Poisson 分布の確率関数は

$$\Pr(Y = y; \lambda, T) = \frac{(\lambda T)^y \exp(-\lambda T)}{y!}$$

であり，ここから λ の対数尤度，1 次の導関数，2 次の導関数は，以下のように導出される．

$$l(\lambda) = y\log(\lambda) - \lambda T$$
$$\frac{dl(\lambda)}{d\lambda} = \frac{y}{\lambda} - T$$
$$\frac{d^2 l(\lambda)}{d\lambda^2} = -\frac{y}{\lambda^2}$$

スコア関数 $U(\lambda)$ は 1 次の導関数のことだった．また，Fisher 情報量はスコア関数を用いて，$I(\lambda) = \mathrm{E}[U(\lambda)^2]$ と定義される．Poisson 分布の場合，確率変数 Y の分散は $\mathrm{Var}(Y) = \lambda T$ なので

$$I(\lambda) = \mathrm{E}\left[\left(\frac{Y}{\lambda} - T\right)^2\right] = \mathrm{Var}\left(\frac{Y}{\lambda}\right) = \frac{T}{\lambda}$$

が得られる．

次に，対数変換 $\beta = \log(\lambda)$ を行った後の対数尤度関数，1 次の導関数，2 次の導関数は

$$l(\beta) = y\beta - T\exp(\beta)$$
$$\frac{dl(\beta)}{d\beta} = y - T\exp(\beta)$$
$$\frac{d^2 l(\beta)}{d\beta^2} = -T\exp(\beta)$$

である．$\mathrm{Var}(Y) = \lambda T$ を用いて

$$I(\beta) = \mathrm{E}\left[U(\beta)^2\right] = \lambda T$$

が問 2 の答えである．

Fisher 情報量をデータから計算するには，最尤推定量 $\widehat{\lambda} = y/T$ を代入する必要がある．

$$I(\widehat{\lambda}) = \frac{T^2}{y}$$

問 3 の答えは，これにデータを代入して

$$\frac{16111^2}{156} \approx 166000$$

が得られる．問 4 の β の Fisher 情報量についても，最尤推定量 $\widehat{\lambda} = y/T$ を用いて

$$I(\widehat{\beta}) = \widehat{\lambda}T$$

と計算され，これにデータを代入すれば正解が導かれる．

また，Wald 信頼区間は，変数変換の前後で不変ではない．λ の Wald 信頼区間は，これまでの計算からわかるように，β の Fisher 情報量から標準誤差を導出し，それを λ に逆変換することで構成される．

問 6 は，確率変数とモーメントを区別する問題である．Fisher 情報量はスコア関数 $U(\theta)$ を用いて，$I(\theta) = \mathrm{E}[U^2(\theta)]$ と定義される．これは期待値（一次のモーメント）なので確率変数ではない．スコア関数，観測情報量，p 値はデータから計算されるので確率変数である．

問 7 は，モデルの誤特定が最尤推定量に与える影響についてのものである．モデルの誤特定の下では，一般にスコア方程式は不偏な推定方程式にはならない．言い換えると推定関数の分布の中心がゼロから偏る．そのため，最尤推定量の不偏性や一致性は保証されない．これはサンプルサイズが大きくても同じである．一般的にいえば最尤推定量が Cramér–Rao の下限を達成するのはサンプルサイズが大きいときに限られるが，特別な場合がいくつかある．正規分布の平均を算術平均で推定する場合は，サンプルサイズに左右されない．一方で，正規分布の分散では，いわゆる不偏分散が用いられる．不偏分散は最尤推定量ではない．同様に標準偏差の最尤推定量は不偏分散ではない．

〈7 章〉

正　解

問 1　(A) Wald CI = [0,0.448], Agresti CI = [0.05,0.522]

解　説

95%Wald 信頼区間は，計算上

$$\frac{2}{10} \pm 1.96\sqrt{\frac{(2/10)\times(8/10)}{10}} = [-0.05,\ 0.448]$$

だが，確率は負の値をとらないので [0, 0.448] を報告するべきである．95%Agresti 信頼区間は

$$\frac{4}{14} \pm 1.96\sqrt{\frac{(4/14)\times(10/14)}{14}} = [0.05,\ 0.522]$$

と計算される．

〈9 章〉

正　解

問 1

$$\boldsymbol{X} = (\boldsymbol{X}_1, \boldsymbol{X}_2, \boldsymbol{X}_3) = \begin{pmatrix} 1 & -1 & -1 \\ 1 & -1 & 1 \\ 1 & -1 & -1 \\ 1 & -1 & 1 \\ 1 & 1 & -1 \\ 1 & 1 & 1 \\ 1 & 1 & -1 \\ 1 & 1 & 1 \end{pmatrix}$$

問 2　(B) 直交していない

問 3　(C) 治療効果の検出力は $\boldsymbol{X}_3$ がどのような特徴をもつかによるが，調整してもデメリットはない

問 4　(B) 1/0.02586 倍

問 5　(D) 上の 3 つはすべて誤り

解　説

問 1 の解において $\boldsymbol{X}_1$ と $\boldsymbol{X}_2$ と $\boldsymbol{X}_3$ は，それぞれ切片項，治療（実薬 1，プラセボ −1），性別（男性 1，女性 −1）を表している．上のデザイン行列は，$\boldsymbol{X}_1^T\boldsymbol{X}_2 = \boldsymbol{X}_2^T\boldsymbol{X}_3 = \boldsymbol{X}_3^T\boldsymbol{X}_1 = 0$ なので，直交している．

問 2 については $\boldsymbol{X}_2^T\boldsymbol{X}_3 = 153$ なので，直交していない．

問 3 について，まずは真のモデルが含む共変量が $\boldsymbol{X} = (\boldsymbol{X}_1, \boldsymbol{X}_2, \boldsymbol{X}_3)$ のとき，$\boldsymbol{X}_3$ で調整したらどうなるか考えてみればよい．真のモデルを当てはめることになるため，尤度が改善し，検出力は高くなる．それに対して，真のモデルが含む共変量が $\boldsymbol{X} = (\boldsymbol{X}_1, \boldsymbol{X}_2)$ のとき，$\boldsymbol{X}_3$ で調整したらどうだろう．$\boldsymbol{X}_3$ の回帰係数の推定値はゼロに近い値で推定されるはずである．したがって，調整しても大きなデメリットはない．また，ロジスティック回帰の回帰係数やオッズ比は，併合可能（collapsible）な指標ではないため，デザイン行列が直交であっても弱い Simpson のパラドックスは生じる．これらの議論をまとめると，ランダム化臨床試験であっても，アウトカムに関連のあるベースライン共変量は，調整すべきである．

問 4 は単位を換算にするにはどうすればよいかという問題である．回帰係数と共変量の積（$X\beta$）は，共変量の単位によらず一定であることを考えると，単位を換算するには (B) の操作を行えばよい．リンク関数が対数やロジットの場合には，1/0.02586 乗になる．

〈10 章〉

正 解

問 1　(C) $b'(\mu) = 1/\sigma^2$　$c'(\mu) = -\mu/\sigma^2$　$-c'(\mu)/b'(\mu) = \mu$

問 2　(A) $b'(\lambda) = 1/\lambda$　$c'(\lambda) = -T$　$-c'(\lambda)/b'(\lambda) = \lambda T$

解 説

問 1 は，正規分布では

$$b(\mu) = \frac{\mu}{\sigma^2}$$

$$c(\mu) = -\frac{\mu^2}{2\sigma^2} - \frac{1}{2}\log(2\pi\sigma^2)$$

なので，これを μ で微分すれば正解が導かれる．これによると確率変数 Y の期待値は

$$-\frac{c'(\mu)}{b'(\mu)} = \mu$$

となる．

問 2 については，$b(\lambda)$ と $c(\lambda)$ を λ で微分すれば正解が導かれる．確率変数 Y の期待値は

$$-\frac{c'(\lambda)}{b'(\lambda)} = \lambda T$$

となる．

〈11 章〉

正　解

$$l(\boldsymbol{\beta}) = \sum_{i=1}^{N} \frac{-1}{2} \left(\frac{y_i - \boldsymbol{X}_i \boldsymbol{\beta}}{\sigma} \right)^2$$

$$\boldsymbol{U}(\boldsymbol{\beta}) = \frac{\partial l(\boldsymbol{\beta})}{\partial \boldsymbol{\beta}} = \sum_{i=1}^{N} \frac{-1}{\sigma^2} (\boldsymbol{X}_i^T y_i - \boldsymbol{X}_i^T \boldsymbol{X}_i \boldsymbol{\beta})$$

$$\boldsymbol{I}(\boldsymbol{\beta}) = -\frac{\partial U(\boldsymbol{\beta})}{\partial \boldsymbol{\beta}} = \sum_{i=1}^{N} \frac{\boldsymbol{X}_i^T \boldsymbol{X}_i}{\sigma^2} = \frac{\boldsymbol{X}^T \boldsymbol{X}}{\sigma^2}$$

スコア方程式

$$\sum_{i=1}^{N} \frac{-1}{\sigma^2} (\boldsymbol{X}_i^T y_i - \boldsymbol{X}_i^T \boldsymbol{X}_i \boldsymbol{\beta}) = \boldsymbol{0}$$

を解いて

$$\widehat{\boldsymbol{\beta}} = (\boldsymbol{X}^T \boldsymbol{X})^{-1} \boldsymbol{X}^T \boldsymbol{Y}$$

そしてその分散は，Fisher 情報行列の逆行列だから，以下の結果が得られる．

$$\mathrm{Var}(\widehat{\boldsymbol{\beta}}) = \boldsymbol{I}^{-1} = \sigma^2 (\boldsymbol{X}^T \boldsymbol{X})^{-1}$$

〈14 章〉

正　解

問 1　(B) 平均の差は併合可能な指標だが，併合可能性は期待値の上での議論なので，層別前後で平均の差の実現値は異なる

問 2　(C) 中央値の差は併合可能な指標ではない

解　説

問 1 は平均の差の併合可能性についての問題である．平均を実際に計算するとき

$$\widehat{\mathrm{E}}(Y|A=1) - \widehat{\mathrm{E}}(Y|A=0) = \left[\frac{2}{9} \widehat{\mathrm{E}}(Y|A=1, L<140) + \frac{7}{9} \widehat{\mathrm{E}}(Y|A=1, L \geq 140) \right] - \left[\frac{2}{7} \widehat{\mathrm{E}}(Y|A=0, L<140) + \frac{5}{7} \widehat{\mathrm{E}}(Y|A=0, L \geq 140) \right]$$

という関係が成り立つ．ここで層別後の平均の差は，$\widehat{\mathrm{E}}(Y|A=1,L) - \widehat{\mathrm{E}}(Y|A=0,L)$ であることに注意してほしい．つまり，比較すると実現値において併合可能性は正確に成り立っていないことがわかる．したがって正解は (B) となる．

問 2 は中央値の差の併合可能性についての問いで，層別前の中央値の差は -2 である．ところが層別後の（条件付）中央値は，それぞれの層で -6.5 と -10 で，層別前と大きく異なる．このように中央値の差は併合可能な指標ではない．

文　献

1. Agresti A, Caffo B. Simple and effective confidence intervals for proportions and differences of proportions result from adding two Successes and two failures. Am Statistician 2000;54(4):280–8
2. Akaike H. Information theory and an extension of the maximum likelihood principle. Proceedings of the 2nd International Symposium on Information Theory, Budapest: Akademiai Kiado; 1973
3. Bartlett RH, Roloff DW, Cornell RG, Andrews AF, Dillon PW, Zwischenberger JB. Extracorporeal circulation in neonatal respiratory failure: a prospective randomized study. Pediatrics 1985;76(4):479–87
4. Box GEP. Science and statistics. J Am Stat Assoc 1976; 71:791–9
5. Box GEP, Cox DR. An analysis of transformations. J Royal Stat Soc B 1964; 26(2):211–52
6. Brenner AV, Preston DL, Sakata R, Sugiyama H, de Gonzalez AB, French B, Utada M, Cahoon EK, Sadakane A, Ozasa K, Grant EJ, Mabuchi K. Incidence of breast cancer in the Life Span Study of atomic bomb survivors: 1958–2009. Radiat Res 2018;190(4):433–44
7. Brochner-Mortensen J, Jensen S, Rodbro P. Assessment of renal function from plasma creatinine in adult patients. Scand J Urol Nephrol 1977;11(3): 263–70
8. Clopper C, Pearson ES. The use of confidence or fiducial limits illustrated in the case of the binomial. Biometrika 1934;26(4):404–13
9. Committee on the Biological Effects of Ionizing Radiations, Board on Radiation Effects Research, Commission on Life Sciences National Research Council. BEIR III. The effects on populations of exposure to low levels of ionizing radiation. Washington DC: National Academies Press; 1980
10. Dockery DW, Pope CA 3rd, Xu X, Spengler JD, Ware JH, Fay ME, Ferris BG Jr, Speizer FE. An association between air pollution and mortality in six U.S. cities. N Engl J Med 1993;329(24):1753–9
11. Frome EL. The analysis of rates using Poisson regression models. Biometrics 1983; 39(3): 665–74
12. Gart JJ, Zweifel JR. On the bias of various estimators of the logit and its variance with application to quantal bioassay. Biometrika 1967;54(1):181–7
13. Gelman A, Jakulin A, Pittai GM, Su YU. A weakly informative default prior distribution for logistic and other regression models. Ann Appl Stat 2008; 2(4): 1360–83
14. Greenland S, Robins JM, Pearl J. Confounding and collapsibility in causal inference. Stat Sci 1999; 14(1):29–46
15. Hill AB. The environment and disease: association or causation? Proceedings of the Royal Society of Medicine 1965; 58:295–300
16. Hommel E, Parving HH, Mathiesen E, Edsberg B, Damkjaer Nielsen M, Giese J. Effect of captopril on kidney function in insulin-dependent diabetic patients with nephropathy. BMJ 1986;293(6545):467–70
17. Imbens GW, Rubin DB. Causal Inference for Statistics, Social, and Biomedical Sciences: An Introduction. Cambridge: Cambridge University Press; 2015
18. Lancaster HO. The combination of probabilities arising from data in discrete distributions. Biometrika 1949;36(3–4):370–82
19. Meyer K, Prudden JF, Lehman WL, Steinberg A. Lysozyme activity in ulcerative alimentary disease. 1. Lysozyme in peptic ulcer. Am J Med 1948; 5(4):482–95

20. Nelder JA, Wedderburn RWM. Generalized linear models. J Royal Stat Soc A 1972; 135:370–84
21. Neyman J. Outline of a theory of statistical estimation based on the classical theory of probability. Philosophical Transactions of the Royal Society of London. Series A, Mathematical and Physical Sciences 1937; 236(767): 333–80
22. O'Rourke PP, Crone RK, Vacanti JP, Ware JH, Lillehei CW, Parad RB, Epstein MF. Extracorporeal membrane oxygenation and conventional medical therapy in neonates with persistent pulmonary hypertension of the newborn: a prospective randomized study. Pediatrics 1989;84(6):957–63
23. Pearson K. The grammar of science. New York: Cosimo; 1892
24. Simpson EH. The interpretation of interaction in contingency tables. J Royal Stat Soc B 1951;13:238–41
25. Stigler SM. Gauss and the invention of least squares. Ann Stat 1981;9(3):465–74
26. Tanaka S, Matsuyama Y, Shiraki M, Ohashi Y. Estimating the effects of time-varying treatments: incidence of fractures among postmenopausal Japanese women. Epidemiology 2007;18(5):529–36
27. UK Collaborative ECMO Trial Group. UK collaborative randomised trial of neonatal extracorporeal membrane oxygenation. Lancet 1996;348(9020):75–82
28. 吉村功．統計学と社会のからみあい—公害問題をめぐって—．In: 竹内啓編．統計学の未来．東京：東大出版会；1976
29. 吉村功．毒性・薬効データの統計解析—事例研究によるアプローチ．東京：サイエンティスト社；1998
30. VanderWeele TJ. Explanation in Causal Inference: Methods for Mediation and Interaction. Oxford: Oxford University Press; 2015
31. Wright S. The theory of path coefficients a reply to Niles's criticism. Genetics 1923;8(3):239–55

索　　引

欧数字

ア　行

カ　行

サ 行

タ 行

ハ 行

ヤ　行

ラ　行

著者略歴

田中司朗（たなか しろう）

1979 年　大阪府に生まれる
2008 年　東京大学大学院医学系研究科健康科学看護学専攻
　　　　疫学・生物統計学教室にて博士課程修了
現　在　京都大学大学院医学研究科 臨床統計学 特定教授
　　　　博士（保健学）
　　　　日本計量生物学会責任試験統計家

専門は因果推論，薬剤疫学，栄養疫学．2017 年より臨床統計家育成コースにて，臨床試験の統計専門家の教育に従事．日本小児がん研究グループ(JCCG)，国際小児急性骨髄性白血病コンソーシアム，日本臨床腫瘍研究グループ（JCOG），骨粗鬆症至適療法研究会（A-TOP）など多施設臨床試験グループの統計家を務める．主な著書は『短期集中！オオサンショウウオ先生の医療統計セミナー論文読解レベルアップ 30』（羊土社），『ストロムの薬剤疫学』（南山堂），『医学のためのサンプルサイズ設計―臨床試験・基礎実験・疫学研究―』（京都大学学術出版会），『放射線必須データ 32―被ばく影響の根拠―』（創元社）．

医学のための因果推論 I
— 一般化線型モデル —　　定価はカバーに表示

2022 年 9 月 1 日　初版第 1 刷
2023 年 5 月 25 日　　第 2 刷

著　者　田　中　司　朗
発行者　朝　倉　誠　造
発行所　株式会社　朝　倉　書　店
東京都新宿区新小川町 6-29
郵 便 番 号　162-8707
電　話　03（3260）0141
FAX　03（3260）0180
https://www.asakura.co.jp

〈検印省略〉

中央印刷・渡辺製本

ISBN 978-4-254-12270-1　C 3041　Printed in Japan

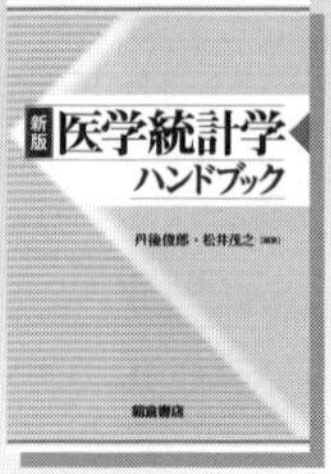

新版 医学統計学ハンドブック

丹後 俊郎・松井 茂之 (編)

A5 判／868 頁　978-4-254-12229-9 C3041　定価 22,000 円（本体 20,000 円＋税）

全体像を俯瞰し，学べる実務家必携の書［内容］統計学的視点／データの記述／推定と検定／実験計画法／検定の多重性／線形回帰／計数データ／回帰モデル／生存時間解析／経時的繰り返し測定データ／欠測データ／多変量解析／ノンパラ／医学的有意性／サンプルサイズ設計／臨床試験／疫学研究／因果推論／メタ・アナリシス／空間疫学／衛生統計／調査／臨床検査／診断医学／オミックス／画像データ／確率と分布／標本と統計的推測／ベイズ推測／モデル評価・選択／計算統計

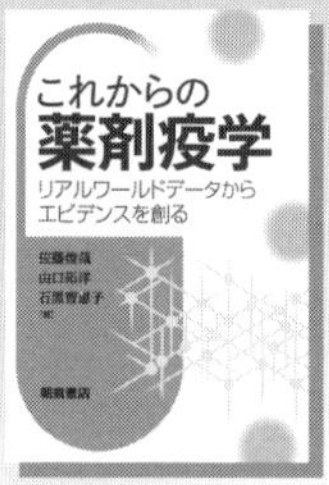

これからの薬剤疫学 ―リアルワールドデータからエビデンスを創る―

佐藤 俊哉・山口 拓洋・石黒 智恵子 (編)

A5 判／196 頁　978-4-254-30123-6 C3047　定価 3,630 円（本体 3,300 円＋税）

薬害問題などを踏まえ，ますます重要になっている，リアルワールドデータ（RWD）に基づいた市販後の医薬品の効果・安全性の調査・研究を解説。〔内容〕薬剤疫学と RWD ／薬剤疫学研究計画書の書き方／ RWD の解析／バイアス

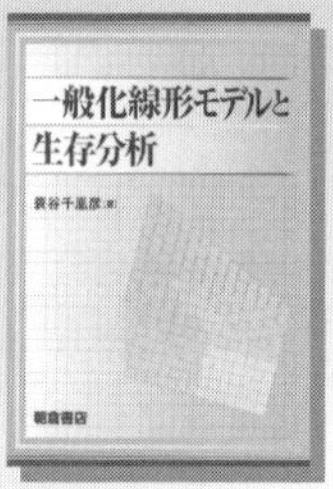

一般化線形モデルと生存分析

蓑谷 千凰彦 (著)

A5 判／432 頁　978-4-254-12195-7 C3041　定価 7,480 円（本体 6,800 円＋税）

一般化線形モデルの基礎から詳述し，生存分析へと展開する。〔内容〕基礎／線形回帰モデル／回帰診断／一般化線形モデル／二値変数のモデル／計数データのモデル／連続確率変数の GLM ／生存分析／比例危険度モデル／加速故障時間モデル

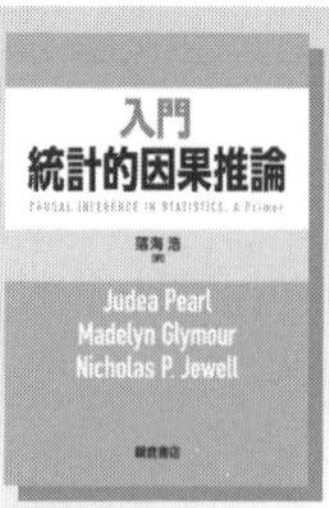

入門 統計的因果推論

J. Pearl・M. Glymour・N.P. Jewell(著)／落海 浩 (訳)

A5 判／200 頁　978-4-254-12241-1 C3041　定価 3,630 円（本体 3,300 円＋税）

大家 Pearl らによる入門書。図と言葉で丁寧に解説。相関関係は必ずしも因果関係を意味しないことを前提に，統計的に原因を推定する。〔内容〕統計モデルと因果モデル／グラフィカルモデルとその応用／介入効果／反事実とその応用

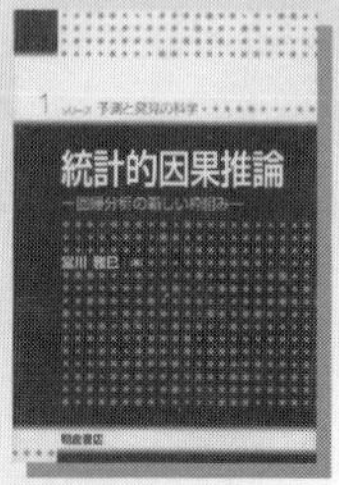

シリーズ〈予測と発見の科学〉1 統計的因果推論 ―回帰分析の新しい枠組み―

宮川 雅巳 (著)

A5 判／192 頁　978-4-254-12781-2 C3341　定価 3,740 円（本体 3,400 円＋税）

「因果」とは何か？ データ間の相関関係から，因果関係とその効果を取り出し表現する方法を解説。〔内容〕古典的問題意識／因果推論の基礎／パス解析／有向グラフ／介入効果と識別条件／回帰モデル／条件付き介入と同時介入／グラフの復元／他